五木寛之
香山リカ

鬱《うつ》の力

GS
幻冬舎新書
088

まえがき

二〇〇六年十月、京都大学を会場に行われた「京都文化会議」で、五木寛之さんの「いまを生きる力」という講演を聴いた。

タイトルから、いわゆる〝よい生き方〟に関するお話なのだろう、などと予想していたのだが、驚くべきことに一時間の講演時間の多くは「鬱《うつ》」の話に割かれた。とくに印象に残ったのは、「治療すべきうつ病と、人間本来の感情である『鬱』は分けなければならない」という言葉だった。実は、精神科医である私もまったく同じことを考えており、ちょうどそのテーマで一冊の本を書き上げたばかりだったからだ。

講演を聴き終えて私はすぐに担当編集者と連絡を取り、「たいへん！　五木寛之さんも同じお話をなさってた」と伝え、急遽《きゅうきょ》、本の「あとがき」にそのことをつけ加えさせてもらうことにした。

それ以来、私は「精神科臨床の現場にいるわけではない五木さんが、うつ病と『鬱』は違う、と思うようになったのはなぜなのだろうか」「本来の感情である『鬱』とは、人生においてどんな意味を持つものなのだろうか」などと考え続け、〝五木鬱哲学〟をもっと聞いてみたい、という気持ちが次第に大きくなっていった。

とはいえ、現代日本を代表する文学者である五木さんと個人的に話す機会なんて、あるわけはないだろう。あきらめかけていたちょうどそのとき、幻冬舎の編集者から「『鬱』について五木さんと対談しませんか」というお話をいただいた。五木さんのご希望でもあるという。私が「鬱」どころか躁《そう》的に舞い上がり、一も二もなく「ぜひお願いします！」と即答したのは言うまでもない。

以下は、そうやって実現した〝鬱問答〟の記録である。

対話のなかに出てくる「鬱は力。無気力な人は鬱にならない」という発言は、五木さんならではの独特なものだ。うつ病の患者さんの治療に明け暮れる精神科医にとってはショッキングに響くかもしれない。しかし、日本がかつての輝きを取り戻すことはないと多くの人が気づいてしまったこの閉塞《へいそく》社会で、鬱に悩む人たちに抗うつ剤以上に力となれるのは、五木さんのような発想の転換ではないだろうか。

鬱という重くなりがちなテーマを扱いながら、五木さんはいつもユーモア精神に溢《あふ》れ、対談中は笑いが絶えることがなかった。私にとっては想像以上に感銘深い対話となった。読者の方々にも、丁々発止《ちょうちょうはっし》あり、脱線ありの〝鬱問答〟をじっくり味わってもらいたい。

二〇〇八年五月

香山リカ

鬱《うつ》の力／目次

第一部　鬱は「治す」ものなのか

第二部　日本社会は劣化したのか

第三部　「鬱の思想」を生きる

おわりに――鬱は力である

はじめに——時代は「鬱」へ向かう

いままさに「鬱の時代」が始まろうとしている。
「鬱の時代」はこれから五十年は続くだろう。
鬱という言葉はもともと生命力を内に秘めた状態をいう。
鬱イコール悪ではない。
「鬱の時代」には、「鬱」のままに生きるべきなのだ。

——五木

精神科が特別な場所でなくなった

五木　よく、いまは時代の転換期だなどといわれますね。僕はこの二十年ぐらい、「いまが転換期だ」ということをずっと書き続けてきたので、「狼《おおかみ》ジイさん」といわれているんですが（笑）、そろそろ本当に、世の中が臨界点に達したという気がするんですね。

僕や、野坂昭如《のさかあきゆき》さん、小沢昭一《おざわしょういち》さん、永六輔《えいろくすけ》さんなど、いわゆる戦後の「焼け跡ヤミ市派」は、世の中がもういっぺん焼け跡に帰ればいい、という滅亡願望を、心中密《ひそ》かに抱《いだ》いているのかもしれませんが。

香山　私は日本が戦争の痛手から立ち直って焼け跡の痕跡《こんせき》もなくなり、東京オリンピックの話などが出てきた昭和三十五年（一九六〇年）に生まれました。

まさに映画『ALWAYS 三丁目の夕日』の時代の真っただ中に生を受け、高度成長期に小・中学校時代を過ごした世代です。

その頃、学校の先生から「日本はこれからどんどんよくなるんだ」と言われた。日本はこれから平和で平等な国になる、女子でもとにかく勉強をすればやりたいことがなんでもできる、素晴らしい時代がやってくる。だから夢を持って頑張ろう、とエールを送られて育った。子どもだったのでそれを鵜呑《うの》みにして、「自分は本当にいい時に生まれたな」と思いながら育ってきたんです。

五木　いまふり返ると、その願いはかなえられたと思いますか。

香山　子どもの頃に言われた、「これからはどんどんいい時代になって、人々が幸せになる」という話はいったいなんだったんだろうって、最近よく考えます。

結局、私は精神科医という、いろいろな意味で人生のいい状況にあるとはいえない人たちを診《み》る仕事に就《つ》いています。この仕事に就いてもう二十年ですが、精神科医になったばかりの頃はバブル経済が始まる直前で、日本はまだいい時代が続いていた。その頃に、「これから精神科医になったって失業するよ」って先輩に言われたんです。こんなに便利な世の中になったら、ストレスなんてなくなる。人々の悩みもなくなって、心の病気も減っていく。それなのに、これから精神科医になるなんてバカだ、って。「そう言われてみればそうだな、早く商売替えしなきゃいけないのかな」って、一時は本気で思いましたね。

ところが、そのあとバブル経済が崩壊し、一九九五年には阪神淡路《あわじ》大震災やオウム真理教の事件があって、喜ぶべきことかどうかはともかく、精神科医は失業するどころか、ますます「商売繁盛《はんじよう》」という状態になっていったんです。

五木　いまは心療《しんりよう》内科や精神科のクリニックに対して、特別な場所という意識がなくなってきましたね。会社員やＯＬが、ごく日常的に、仕事の帰りなどに通っているような気がする。

香山　皆さん、来てくださるのはありがたいんですが、人気のある精神科のクリニックだと、いま申し込んでも、予約が多すぎて二年待ちといわれる。そんなに待ってたら治っちゃうよって、よく冗談で言うんですが、そのくらい大勢の人が、不安だとか、「なんだかおかしい、自分はこのままでいいんだろうか」という気持ちを抱《かか》えているんです。

五木　二年待ちはすごいな。

香山　以前、五木さんはご講演で、月曜日に会社に行きたくないとか、仕事がつまらないという気持ちは、人間として生きていれば、ごく普通に起こることだ。鬱《うつ》は病気だから治さなきゃいけないと思い込むとか、薬やカウンセリングを求めて、すぐに医療機関に駆け込むのはいかがなものか、とおっしゃっていた。そのお話を聞いて、五木さんが私たち精神科医と同じ問題意識を持たれていることに驚いたんです。

五木　ほう。

香山　私が精神科医になったばかりの頃は、「うつ病」だと診断書には書かないでくれ、と患者さんによく言われたんですよ。仕方なく、慢性胃炎だとかアレルギー性皮膚炎だとか、適当に別の病名を書いてきました。いまだから言えますが（笑）。ところが、ここ五年ぐらいのあいだに、うつ病をめぐる状況がすっかり様変《さまが》わりした。うつ病だと書いてくれ、という方が増えてきたんです。

いまや「鬱」という言葉が広がりすぎて、精神科医の手を離れて独り歩きしている。自分から「私、うつ病なんです」と病院に来られる方もいて、逆に精神科医のほうが「ちょっと待って」ということも起きている。そうしたなかで、安易にうつ病と名づけてしまう風潮《ふうちょう》を反省する精神科医も増えてきました。

五木　いまは軽い「鬱的な気分」が社会に広がっているんだと思う。どんな職場や集団にも、それで休んでいる人がやたらと多い。そういう人たちがどういうふうに暮らしているのかが、私には不思議で仕方がない。いまは鬱の症状として、なにか特定の傾向はありますか。

香山 これまでは食欲不振や不眠がうつ病の典型的な症状の一つといわれてきたのですが、最近はそれとは逆の、過食とか過眠といった、自己抑制《よくせい》がきかなくなる傾向の人が増えていますね。買い物依存症もあります。店員さんたちがこぞって「似合います」などと言ってくれることで、一種の躁《そう》状態になる。ほんのつかの間、そういう心地よい場面で快感を味わえるようなタイプの鬱が出てきている。医学的には躁うつ病の一種である「双極II型」という人もいます。本当のうつ病だったら、買い物なんてできないだろうっていう意見もあって、いつまで経《た》っても堂々巡りなんです。

五木 これまでだったら、旦那《だんな》さんが「うちの家内はちょっと鬱状態で、最近買い物しすぎるんですよ」なんていう話はなかった気がします。ふつう鬱だったら、欲しいものがないとか、興味がなくなるとか、うしろ向きになるでしょう。

香山　でも、いまは違うんですよ。鬱の症状はあるけれど、同時に刹那《せつな》的な心地よさを求めている。海外旅行には積極的に参加し、行った先の非日常的な場面ではひととき鬱を忘れて、むしろアクティブに楽しくできる方もいるんですよ。それをこれまでどおりのうつ病だと診断《しんだん》して何カ月も休職させてしまうと、会社が本当に大変になってしまうこともあるので、精神科医の世界では大きな問題になっているんです。

「ちょっと鬱」くらいが正しい生き方

五木　いまの世の中で気持ちよく明朗に、なんの疑いもなく暮らしてるような人というのは、僕はむしろ病気じゃないかと思うんです（笑）。毎日これだけ胸を痛めるようなニュースがあって、気分が優《すぐ》れないのは当たり前でしょう。心がきれいな人、優しい傷つきやすい繊細な感覚の持ち主ほど、いまはつらい時代です。

そういう時代に「あーあ」と思わず溜息《ためいき》をつくのは、その人がまだ人間らしさを残してる証拠です。いまの時代は「ちょっと鬱」というくらいが、いちばん正しい生き方じゃないでしょうか。それまでもひっくるめて病気にしてしまってはまずいと思うんですよ。

香山　ちょっとでも非能率的なものは切り捨てるという風潮のなかで、もしかしたら一種の自浄《じじょう》作用として、社会の中から鬱というものが出てくるのかもしれない。でもそうなると、単純に鬱を全部解決すればいい、ということではなくなってきますね。

五木　これまで鬱は、更年期からあとの老化現象の一つと考えられてきた。けれどもいまはそうでなくて、働き盛りの人たちの鬱もたくさん出てきてるし、低年齢化しつつある。鬱の小学生なんて、ひと昔前ならマンガの世界だけの話ですよ。だけど、いまはどんどん出てきているでしょう。

香山　去年（二〇〇七年）、精神科医が小学五年生から中学一年生の対面調査をしたら、調査をした何百人かのグループの七・四パーセントが、精神科医から見ると、うつ病という診断にあてはまりました。とりわけ中学一年生は、一〇・七パーセントがあてはまるという結果が出たんです。

じゃあ、この子たちはみんなうつ病だから病院に行きなさい、と安易《あんい》に言っていいものか。なにしろ、みんな、気持ちが落ち込むことがあるとはいえ、そこそこ元気には学校に来てるわけです。それとも、いまや元気な人でも医者の基準で見るとうつ病にあてはまるようになった、と捉《とら》えるべきか。調査をした精神科医たちも、この結果をどう捉えたらいいのかわからないんです。

五木　そうなると、鬱という言葉を簡単には使えないですね。鬱の世界がかくも多様で、しかも、相反《あいはん》するものがたくさんあることに対して、我々のほうがまだ、認識が浅いところがある。心の世界を鬱とか躁といった一言で片付けるわけにいかないし、学問的にもまだまだ、その世界は解明されてない。

香山　本人の心だけでなく、労働環境にも改善すべきところがあるし、世の中の人々の心のあり方も非常に狭量《きょうりょう》になっていて、少しでも違う人は排除するようになっている。それらが鬱の増加につながっている場合もあるので、一つの処方箋《しょほうせん》では解決できない、いろんなことに、多元的に手をつけなければいけないんです。

五木　僕は「鬱」の問題を、個人の人格的な危機や、短期的な社会現象として捉えるべきではないと考えています。むしろ二十世紀後半から二十一世紀はじめにかけて、社会全体の流れが「躁」から「鬱」へと転じてきたという、長いスパンで捉えたいんですよ。

香山　それは面白いですね。

五木　敗戦時、日本はモノがなかったけれど、香山さんが子どもの頃教わったように、これからは平和国家、民主主義の時代になるという夢があったから、気持ちとしては爽《さわ》やかだった。

昭和二十四年（一九四九年）、僕が高校一年のときに『青い山脈』という歌が国民的に大ヒットしました。藤山一郎《ふじやまいちろう》のあの歌声を聴かないと夜も日も明けないというぐらい、社会には活気があったんですね。昭和二十年代には古橋廣之進《ふるはしひろのしん》が水泳の世界記録をつくって、日本中が沸き返った。三十九年（一九六四年）には東京オリンピック、四十五年（一九七〇年）には大阪で万国博覧会があって、万博のテーマソングを歌う三波春夫《みなみはるお》の歌声が日本中を席巻《せっけん》した。いわば時代そのものが「躁」でした。

戦後から半世紀ほども続いたそうした「躁の時代」から、十年の空白期をはさんで、いまは「鬱の時代」への転換期だと思います。「躁の時代」を築きあげるのに五十年かかったのだから、「鬱の時代」も五十年は続くだろう、というのが僕の見通しなんです。

「鬱の時代」をどう生きるかを考えたとき、政治家も経済人も、「鬱の哲学」というようなものを持たないと生きていけないいんじゃないか。自由経済至上主義や市場原理主義は、明らかに限界にきている。これからは、ドルは完全に

「鬱の時代」に入ってくる。いまはユーロが元気いいですが、これも遠からず「鬱の時代」に入ってくるでしょう。

香山　ユーロもですか。

五木　政治家の顔だって、所得倍増計画の頃の池田勇人《いけだはやと》とか、日本列島改造論の田中角栄《たなかかくえい》の顔と比べると、いまの福田《ふくだ》首相も安倍《あべ》前首相も、ずいぶん鬱気味でしょう。皇太子妃雅子《まさこ》様や相撲《すもう》の朝青龍《あさしょうりゅう》もそうです。二〇〇七年のシーズンで優勝したときの中日の落合《おちあい》監督の表情も鬱々《うつうつ》としていた。

大衆の味覚なんかも躁から鬱へ変わっていくはずです。「躁の時代」の料理は、大きな皿に山のように盛り付ける。でも最近は、白い食器に変わった料理をちょっと盛り付けるのが流行《はや》っているでしょう。あれは鬱の料理です。栄養価を考えて玄米を食べるなんてのも、完全な「鬱」の発想ですよ。食べることに喜びを感じるのか、栄養を摂《と》るためにたんなる義務感で米を嚙《か》むのか。そもそも玄米は体に悪いという説もあるけど。

香山　でもその一方で、ハンバーガーの「メガマック」とか、いろんな「デカフード」も流行ってますよね。テレビの大食いランキングも人気です。

五木　若い女の子ですごく食べる子がいるね。

香山　ギャル曽根《そね》ちゃんですね（笑）。

五木　そんなに体型は太ってないのに、パクパク食べてる（笑）。でも僕は、デカフードや大食いが流行るのも、玄米食が流行るのと同じで、食事が祝祭だった時代が終わりつつあることのあらわれだと思うんです。

鬱には生命力が秘められている

五木　鬱の問題はきわめて境界的です。本当にそれは病気なのか病気ではないのか。日常的なことなのか、そうではないのか。きちんと仕事もやってるし、普通の生活もしているけれど、本人はなんだか大きなものを抱え込んでいる、ということがよくあるんですよ。

香山 いまはそういうことが、なんだかいけないことにされているじゃないですか。とにかく明るく、いつも前向きに、ポジティブに、って言われるばかりで。

五木 すべてがそういう考え方ですね。人生観とか、ものの考え方を反省するより、心にウイルスが入り込んで心が風邪《かぜ》をひいた、だったら薬かなにかで治せばいい、という。

香山 朝青龍関にしたって、当たり前のことが起きただけで、べつに心療内科にかからなくてもいい。あれだけ問題になる行動をとって、それがテレビで全国放映されたら、本人は悲しくなるに決まってますよ。いまの診断基準だと、原因はともあれ二週間鬱状態が続いたら、「うつ病」といわざるをえない。だけど私は、それをうつ病といっちゃいけないと思うんです。

五木　僕の場合、締切りが近づくと、とくに十二指腸が必ず痛む。いわば締切り性疾患ですが、いちばん敏感にそこに出るんです。作家の多くは十二指腸潰《かい》瘍《よう》ですよ。でも、そうやって緊張して、心理的にプレッシャーを感じるのは当たり前でしょう。

香山　五木さんのおっしゃる「鬱の時代」というのは、すべての人が鬱の治療を必要とする時代、という意味ではないですよね。

五木　僕はむしろ、「鬱の時代には、鬱で生きる」という主張をしているんです。

香山　でもいまはその逆で、鬱は治るもの、治さなきゃいけないものだ、っていう雰囲気《ふんいき》がすごくて、鬱のままでいてはいけない、という空気を感じます。

五木　「鬱」という言葉を広辞苑《こうじえん》（第五版）で引くと、第一義には、「草木の茂るさま。物事の盛んなさま」と書いてある。そしてエネルギーと生命力に溢《あふ》れているにもかかわらず、時代閉塞《へいそく》のなかでそのエネルギーと生命力が発揮できない。そのうちに中でなんとなくモヤモヤとしてくる、「気のふさぐこと」というのは、あくまでも第二義なんですね。

「鬱蒼《うっそう》たる樹林」とか、「鬱然《うつぜん》たる大家」とか、「鬱没《うつぼつ》たる野心によって明治の大業はなった」というときの鬱は、全部肯定《こうてい》的な表現です。だから僕は、無気力な人は鬱にならないと言ってるんだ（笑）。エネルギーと生命力がありながら、出口を塞《ふさ》がれていることで中で発酵《はっこう》するものが鬱なんですよ。鬱の奥には「憂《ゆう》」という、外へ向けられるホットな感情と、「愁《しゅう》」という、人間の実存を感じたときに起こるなんともいえないものという、二つの感情がある。いまの若い人たちに欠けているのは、国を憂《うれ》えるとか、地球環境の乱れを憂えるとか、子どもたちの明日を憂えるという感情でしょう。

香山　なるほどー。

五木　「憂」と「愁」の二つがあるということは、ようするに人間的だということです。つまり、この時代に鬱を感じるということは、その人がとても繊細で、人間的で、優しい人間であることの証拠なんです。「鬱」という状態は、「憂」や「愁」といった感情の出口がなくなっている状態、「エラン・ヴィタール（生命の跳躍）」の出口が失われていることが、本当の原因だと僕は考えているんですね。

第一部

鬱は「治す」ものなのか

現在の精神医学では、失恋して落ち込んでいる人も
「うつ病」と診断されてしまいます。
しかし「うつ病」と「鬱な気分」は分けて考えるほうがいい。
心の健康には、抗うつ剤に頼るよりも、
自分の内面に向き合うほうが有効な場合もあります。

――香山

精神医療の現場で起きていること

五木　いま、鬱《うつ》に関する本がすごく出てるでしょう。とくに普通の人が、こういうものの考え方をすると鬱になりがちだとか、個人的なことを論じているものが多いですね。

香山　そうですね。私が学生の頃は、うつ病の罹患率《りかんりつ》は人口比でだいたい一パーセントから二パーセントぐらいといわれていたのが、いまは生涯有病率といって、一生の内に一回うつ病になる率が一五パーセントといわれているんです。

五木　そんなに多いんですか。

香山　しかも女性は五人に一人、男性は十人に一人がうつ病になるといわれていて。それはおそらく、本当にうつ病の人が増えてるというよりは、従来だったらうつ病とはされなかった人までうつ病として診断《しんだん》しているからだと思うんですけどね。

五木　高脂血症《こうしけつしょう》とかメタボリックにしても、昔は「便々《べんべん》たる太鼓腹」などと褒《ほ》められたのに、最近はすべて病気扱いですから。ガンにしても、診断技術が発達して初期に発見できるようになればなるほど、ガンの患者さんも増えていく、というのはすごく矛盾《むじゅん》していますよね。

香山　結核《けっかく》とか栄養失調みたいな死因がなくなったかわりに、いまは脳卒中と心筋梗塞《しんきんこうそく》、そしてガンなんですね。脳卒中も心筋梗塞も、高脂血症やコレステロールから動脈硬化が起きるわけで、結局は過剰《かじょう》が生んでる病気なんですよ。ガンだって、結核菌《きん》のように外からやってくるものじゃなくって、自分の内なるものでしょう。

これまではとにかく栄養を摂《と》ろうとか、結核を撲滅《ぼくめつ》しようとか、外部との闘いや関係で捉《とら》えられていた。でも、これからの医療は、自分の中にある過剰をどう抑《おさ》えるかっていうところに進んでいくしかない。

五木　戦争の形態が「躁《そう》の戦争」から「鬱の戦争」、つまり総力戦から冷戦、そしてテロリズムへと変わったのと一緒ですね。かつては熱い戦争（Ｈｏｔ Ｗａｒ）、つまり実際に地上戦を戦うような戦争があって、爆撃を受けて都市が崩壊するというような出来事があった。次に冷戦（Ｃｏｌｄ Ｗａｒ）の時代が続いた。それがソ連の崩壊で一応終結して、今度は「Ｉｎｖｉｓｉｂｌｅ Ｗａｒ」とでもいうのか、「心の戦争」といってもいいような、見えない戦争が実は始まっているんじゃないか。その結果、とても大きな被害が世界中に出てきている。テロがその中心です。僕はそういう感じがして仕方がないんですね。

香山　まさにそうですね。米ソの冷戦があったときまでは敵は外にいて、とにかくそれを悪だと名指《なざ》ししてなんとかすればよかった。でも、いまや本当にテロリストと同じで、敵がどこにいるかわからなくて、見えづらくなってる。

精神医療で起きていることも同じです。いま精神医療の世界では、統合失調症の重症例が激減しています。かつては統合失調症といえば、「異常」の象徴みたいなイメージがあった。でも、いまやそれは数的にも減っているし、統合失調症の代表的な症状である妄想《もうそう》自体も、日常のなかに埋没《まいぼつ》してしまうような、ちょっとした不信感とか猜疑心《さいぎしん》みたいなものになっている。そうしたなかで、精神科医はいったいなにを敵として闘っていいかが、わからなくなっているんです。

五木　それは知らなかった。

香山　いま、かわりに増えているのがうつ病の患者です。私がいま勤務しているクリニックでは、八割くらいの患者がうつ病なんですが、同業者と話すと、どこの精神科でも同じだといいます。都会のクリニックだけの現象かと思っていたら、地方の入院型の精神病院でも同じことが起きている。精神病院の経営が成り立たないくらい、激しい妄想などがあって入院が必要な患者が激減しつつあるらしいです。

ただ、なかには自称「うつ病」患者とかいろんな人がいるので、どこまでを本当の「うつ病」といっていいのかは微妙なところです。でも、とにかく八割の人は診断的にはうつ病で、残りが強迫《きょうはく》神経症などの神経症やパーソナリティ障害。幻聴や妄想があったりという、統合失調症の人は一割にも満たないんですよ。

五木　それはずいぶんな様変《さまが》わりだ。

香山　そうなった理由の一つは治療法の進歩ですね。統合失調症の患者も、入院までしなくても外来で診《み》られるような薬が、いろいろ出てきている。でも、それだけじゃなくて、そもそも統合失調症になる人が減っている気がします。

五木　リタリンの乱用が問題になって、今年（二〇〇八年）の正月にうつ病への処方が除外されたでしょう。あのときに出た記事で、一昨年度のリタリンの消費量が、三十八万錠だと書いてあった。これはものすごい量ですね。

香山　リタリン（塩酸メチルフェニデート）は向《こう》精神薬の一種で、ちょっと気持ちが沈んでいる、という程度の人にも、たしかに劇的に効《き》くんですよ。でもその一方で、たとえば発達障害の患者さん、脳に機能障害があるようなお子さんに対してリタリンを処方すると、行動異常が明らかに沈静化する。ただ、覚せい剤に近い成分の薬なので、うつ病の人に使うと非常に依存性が強いんです。カフェインと覚せい剤の中間ぐらい、とよくいわれているんですけど。

五木　あれは薬局で普通に買えるんですか。

香山　いえ、医師の処方箋《しょほうせん》が必要で、調剤薬局に行かないと買えません。ただ、インターネットでリタリンを売買している人たちがいる。リタリンは切れると、本当にヤクが切れたようになってしまって、その反動で今度はすごく落ち込んじゃう。それでどんどん依存症の人が増えてしまうんです。

五木　昔は若い人に統合失調症が多くて、初老の人にうつ病が人が多いといわれていたけれど、いまはどうですか。

香山　十代から二十代の若い人や子どものあいだで、うつ病がものすごく増えています。それからリタリンが効く多動性障害や学習障害のような発達障害、昔でいう「落ち着きのない子」も増えている。その反面、統合失調症は本当に少なくなっていますね。

五木　ほほう。

香山　私たちの若い頃は、行動の抑制《よくせい》がきかなくなった統合失調症の患者さんを大捕物《おおとりもの》のようにしてスタッフ総出で取り押さえたり、患者さんの妄想や幻聴の話から、ドイツ・ロマン主義的に人間の崇高《すうこう》さを体験したり……なんていうことで、精神科医という仕事に就《つ》いたことを実感したものだったんですよ。

でも、いまは「私、電磁波過敏症《でんじはかびんしょう》なんですよ」という人が来たとしても、そもそも妄想なのかどうかもわからない。携帯電話の電磁波で体がおかしくなるというのは、もしかして本当かもしれないじゃないですか。

「なぜ人を殺してはいけないか」と問われたら

香山　さきほども言いましたが、統合失調症が減ってきた反面、いまは日常生活に、軽度の被害妄想が忍び込んでいます。食べ物に対する過敏症にも、妄想が混じっている場合が多い。ネットで個人情報が盗まれたり、自分の噂《うわさ》がネットで勝手に語られていると思い込むのは、昔だったら、完全に被害妄想の症状です。こういう感覚を万人が持っているとしたら、統合失調症として診断される例は減ったけど、むしろ薄まって広がっているのかもしれません。

五木　統合失調症は、本来、想像力の過剰から生まれてくるものでしょう。ということは、想像力が劣化してきているわけですね。

香山　ええ、そうだと思います。統合失調症は、異文化《いぶんか》同士の境界で起きる病気といわれていますが、いまは正常と異常のあいだに節目《ふしめ》がなくなっている。異質な者同士がぶつかり合うところがなくなっているから、統合失調症もなくなっているのかもしれない。

うつ病の患者さんの話は、ある意味、了解可能なものばかりで、それほど面白くないんですよ。面白いなんて言ってはいけないのかもしれないけど、精神科医的好奇心からは、やはり「私は実はヒットラーの生まれ変わりなんですよ」とか、「先生、宇宙の法則を教えてあげましょう」なんていう話を聞いてみたい。でも、そういう誇大妄想《こだいもうそう》的な、震撼《しんかん》させられるような話を聞くことが少なくなっていますね。

五木 それはたぶん、患者さん自身にとっても、大きなショックを受ける機会が少ないからですよ。誰でもちょっと気分が鬱になるぐらいは、当たり前に起こりうるけど。それに対して「うつ病」というのは重症の病気でしょう。

香山 私もこのごろ、自分が精神科医として治療をするなかで、「うつ病」と「鬱っぽい感じ」の境界をはっきりさせなきゃいけないと思っているんです。それで、クリニックに来る人に「あなたの場合は、うつ病と捉えなくても結構です。こういう悲しい出来事があったら、しばらく落ち込むのは当然ですから、時間が経《た》てばちゃんと回復できますよ」って話すと、多くの方はそれで安心するんじゃなくて、逆に「じゃあ、私のこの気分は、いったいなんなんですか」って、とても不安になるんですよ。

五木　むしろうつ病だと言われたほうが楽なんだな。

香山　たぶん病気によって、自分の輪郭《りんかく》やアイデンティティを与えてほしいんでしょうね。『その痛みは「うつ病」かもしれません』（大塚明彦著）という本が出ています。体のあちこちが痛い人が、内科とかリュウマチの検査とか、体を診る科に行っても、正常だと言われてしまう。「痛いんです」「いや、正常です」「本当に痛いんです」という繰り返しに疲れ果てたなかで、「実はあなたはうつ病でした」と言われると、本人も納得《なっとく》してしまうんだと思うんです。

五木　あなたはうつ病なので、それを治療すれば治ります、と言われると安心する、という心理はよくわかります。得体の知れないもやもやが不気味なので、原因をはっきりさせたいんですよ。まさに心療《しんりょう》内科の領域ですね。

香山　そうでしょうね。それに、ただの「鬱気分です」って言われてしまったら、あとは自分の考え方とか生き方とかに直面して、自分で取り組まなければいけない課題になってしまう。でも「うつ病」ということになれば、病人なんだから「お任せします」と言えば済む。受け身の立場で手当てされたい、ケアされたい、流行《はや》り言葉で言えば「癒《いや》されたい」っていうこともあると思うんです。

五木　それはいまの人たちが、即効的なハウツーを求めるのとすごく似ているな。

前に、「なぜ人を殺してはいけないのか」ということが話題になった時期がありましたよね。でも、結局どこからも正しい答えは出てこなかった。それで文部科学省、当時の文部省や教育現場にいる人たちが私的な研究会をつくったんです。

そこでは現場の教師たちから、「なぜ人を殺してはいけないのか」と無邪気に小学生や中学生に問われたときのための、答え方のガイドラインを出してほしい、という要求があったらしい。でも僕の考えでは、ガイドラインという発想こそが問題なんです。

かつて差別問題では、実際にそのようなガイドラインをつくった。「人に突然足を踏まれると痛いでしょう。自分が痛いのと同じように、足を踏まれたらその人も痛いんです。だから人の痛みをわかるようにしましょう」といった具合にケースごとに分けて、マクドナルドの接客マニュアルみたいにして出した。でも、そんなものではだめだと思うんです。

香山 いまは、精神科医でさえガイドラインに従って診察《しんさつ》しています。それぞれの医師の持ち味を生かして、なんていうのは非科学的だ、と言われてしまう状況なんです。

五木 そうなんでしょうね。子どもたちから「なぜ人を殺してはいけないのか」という質問を受けた先生は、じゃあ、どう対応すればいいか。「なにを言ってるんだ、バカ」と言って頭を殴《なぐ》ってもいいかもしれないし、なにも答えられなくて絶句して、答えられない自分が情けなくてポロポロ涙を流してもいい。それぞれでいいじゃないかって思うけれど、役所や教育委員会というところは、それでは済まないわけです。

香山　一九八〇年代から、アメリカ的な精神医学が急速に日本にも入ってきました。一九八〇年にアメリカ精神医学会が発表した「ＤＳＭ－Ⅲ」というアメリカ式の診断基準があって、いまはその第四版が世界中でスタンダードに使われています。

五木　ここでもアメリカ式がグローバル・スタンダードになってきたわけだ。

香山　まったくグローバリゼーションそのものです。それまではあまりにも世界各国で診断基準がバラバラで、共同研究さえできなかった。日本でうつ病といっている症例と、フランスでいうものとでは全然違ったりしたので、それを統一しましょう、というのが一つ。もう一つは、これまで精神医学は医者のさじ加減や腕加減ひとつで、その人の能力や経験に頼る部分が多かった。それではとても科学とは呼べないので、新人の医者でもベテランでもなるべく同じ診断が出るマニュアル式の診断にして、アメリカの診断基準を世界中で採用しようという方向になってきたんです。

「鬱な気分」と「うつ病」は違う

香山　一九八〇年に発表された「ＤＳＭ－Ⅲ」は、ある意味で斬新《ざんしん》でした。このときから、鬱の背景を、一切問わないことになったんです。失業して鬱になった人も、脳に問題があって鬱になった人も、貧困などの社会的要因で鬱になった人も、その症状が二週間以上続いていればうつ病ということにするという、非常にシンプルな話になった。診断基準がシンプルになったおかげで、たしかに間違いも少なくなったけれど、鬱には心理的、社会的な背景からくるものもあれば、どちらかといえば脳の病気に近いものもある。すごくバリエーションがあるのに、あまりにあっさりしちゃったんですよ。

五木　原因を問わなくていいなら診断は簡単になるでしょうね。

香山　そうなんです。私たちが学生の頃は、精神疾患の診断においては「心因性」「内因性」「外因性」の三つを、ものすごくシビアに区別しろと言われていた。つまり、失恋して悲しいというのはうつ病じゃなくて、心因性の鬱反応にすぎない、と。内因性のうつ病というのは、きっかけがなにもなくても、ある日突然なる。体の中の目覚まし時計が仕掛けられていて、あるとき、ジリジリと鳴り出すようなものです。外因性のうつ病は、頭を打ったとか、アルコールを飲みすぎたといった原因があってなる。この三つのどれなのかをしっかり見きわめてから、治療を始めないといけないと言われたんです。

五木 建前としては、うつ病に関してはこれまであまりにも曖昧《あいまい》だったから、一応、基準をつくろうということなんでしょう。でも、僕は気質的な問題と脳の働きの問題をきちんと分け、鬱とうつ病をきっちり区別する必要がある気がするんです。

香山 いまの医学の世界は、まったく逆の方向に行ってます。グローバル・スタンダードの基準をつくったのはいいんですが、もともと鬱というのは、古代ギリシャ時代にガレノスとかヒポクラテスとかが、黒い胆汁《たんじゅう》が体の中に多くなるとメランコリアという気質になるということで言い出したものです。つまり、そもそも病気なのか病気じゃないのかが、とても曖昧だったんです。十七世紀には、外国に遠征した兵士がかかるホームシックに、「ノスタルジー」という病名がつけられました。

二十世紀になって医学や精神医学が急速に発展して、鬱も疾患《しっかん》として確立しなきゃいけない、ということになったとき、メランコリーやノスタルジーのような現象と、完全な疾患としてのうつ病を、無理やり引き離そうとした。引き離そうとしたのはよかったのかもしれないけれど、逆に、もともと文化とか文学のなかにあった郷愁《きょうしゅう》とかノスタルジー、時代のなかの鬱気分みたいなものまでが、すべて病気として取り込まれてしまった。とにかく、全部まとめてこれは「うつ病という病気」なんだというふうに、言いすぎてしまったんです。

五木　「鬱勃《うつぼつ》たる野心を抱《いだ》いた青年」などと言われるときの「鬱」という言葉のニュアンスや、ノスタルジーとかメランコリーといったものまで、すべてが病気になってしまった。でもそれは医学が科学として、近代医学として発達する上で、どうしても通らなきゃいけない道でもあったわけですね。

香山　ただそれが行くところまで行きすぎて、精神科医はいま、自分で自分の首を絞《し》めてるような状態になってしまっています。これまでの病因論から、「DSM－Ⅲ」による診断へとあまりにも急速に変わってしまった。たとえば朝青龍《あさしょうりゅう》関《ぜき》や安倍《あべ》前首相もうつ病だったのかと言われたら、いま依拠《いきょ》している診断基準に照らせば、たしかにうつ病なんです。

でもそのせいで、理由があって落ち込んでいるだけでも、性格や気質に内向的なところがある場合も、あるいは思慮深さといった美質まで含めて、すべてうつ病といわざるをえなくなっている。これまで自分たちが考えてきたうつ病とはまったく違うイメージの人たちまでをうつ病だといわなきゃいけなくなっていて、精神科医のなかでも大きな混乱が起きています。

五木　アメリカのある小説を読んでいてびっくりしたんですが、十八世紀までのアメリカの産婦人科医の仕事は、ご婦人方の性的ヒステリーを治めることが大半だった、という話が出ていた。とくに南部では、女性が性交渉の際に快感を感じるなんて、とんでもない罪なことだったわけ。絶対に女性は声も発しちゃいけないいし、子どもを産むためだけに性行為を繰り返すというのが、社会のモラルになっていた。

そうすると、いわゆるヒポコンデリー（心気症）が起きる。ようするに奥さんがヒステリーになってしまって具合が悪い。そこでお医者さんのところに行って、「治療」を受けるわけです。なにしろ「治療中」だから、どんなに女性がギャーギャーと大きな声をあげてもいい。治療が終わったら、ご婦人方はすっきりして帰る（笑）。その繁盛《はんじょう》ぶりはそれはすごかったらしい。医者の歴史を少し詳《くわ》しく調べてみようと思うんですが、産婦人科医の仕事が女性の性的ヒステリーを鎮《しず》めることだったのと、いまの精神科医のあり方は似通っているように思えます。性的抑圧が、ある種の鬱の原因だった時代もありますよね。

香山　そもそも精神分析を始めたフロイトは、十九世紀末のウィーンでヒステリーの研究をして、そこから無意識というものを発見した。無意識のなかで性的なものが抑圧されていて、それが激しい身体症状として出てくるわけですね。

五木さんがおっしゃったように、それがヒステリーという病気だということで、医学という土俵で治療されるようになると、ある種の正当性を得ることができる。性的にみだらなんじゃなくて、私はいま病気の治療をされているんだ、という大義名分ができるわけです。

五木 十九世紀末のウィーンでは、チョコレートやコーヒーなども、性的興奮を誘う、ある種の麻薬として扱われたようです。フロイトも実際に使ってたみたいですが、コカインのようなドラッグもそう。ラテンアメリカの労働者がコカの葉っぱを嚙《か》んで労働の疲労を癒すのと同じように、コーヒーもコカインも、ダウンしていく気持ちをアップさせるものだった。覚せい剤もそうですね。戦後の作家はみんなヒロポン中毒だったといわれている。

香山　でも日本では、ヒロポンを必要とするほど鬱的になるのは、作家のような、知的労働者だけだったでしょう。

五木　ヤクザもそうです。まあ、作家もヤクザっていってしまえばそれまでですが（笑）。それから芸能人とか、絵描《えか》きとか、そういう人たちでしょうね。

ところで、僕にはいわゆるドラッグといわれるものと、普通の薬との境目《さかいめ》というのがよくわからないんですが。

香山　いま私たち精神科医が使っている、SSRIといわれるような新しい抗うつ剤は、五木さんがおっしゃったドラッグに非常に近いんです。

それまで出していた三環系《さんかんけい》抗うつ剤というのは、たとえば私がいまのんでも、眠くなったり口が渇くだけで、少しも効かない。よく、抗うつ剤をのんだらハイになるんでしょう、私も欲しいなんて言う人がいるけど、ハイになんかならないんですよ。

ところがSSRIっていう、一九九〇年代後半から世界中で圧倒的にシェアが大きくなった抗うつ剤は、これもアメリカのグローバリゼーション戦略の一つといわれてますが、俗称「ハッピー・ドラッグ」といわれるくらいで、元気な人がのんでもある程度効くんです。それで、ビジネスマンなどが一時、今日は大事な会議があるとかいうときに服用していた。

五木　知り合いの学校の先生が、奥さんの機嫌が悪くてしょうがないんで、医師の友人から薬をもらってのませたら、すごくよく効いたと言っていた。あれはきっと、ハッピー・ドラッグのことですね。

香山　そういう薬が登場したこともあって、精神科の診療の現場では、「うつ病」と「鬱な気分」を区別しなくてもよくなった。どちらにしても結局、治療法はある種の薬を出すだけでよくて、まったくもって便利になってしまったんです。

五木　薬に関して明らかにおかしいのは、いま、血圧の標準値をどんどん下げていこうとしていることです。

でも年を取ってくると、血圧を上げないと仕事はできない。人によっては、その気になって「やるぞ」と思って、血圧をうんと上げないと仕事ができないんです。年齢によって平均値があるわけで、六十過ぎたら、血圧が百五十とか、百八十でも全然かまわないいんじゃないか。

香山　血糖値もそうで、本当に人によって全部違うし、年齢によっても違う。それなのに「生活習慣病」という言い方で、まるで生活の習慣が悪いから病気になるんだ、みたいな単純な話にされています。

五木　メタボリックもそうですね。しかも、生活習慣病を抱《かか》えている人は、ビジネス社会において失格者だ、みたいな言い方をする。あれはまったく不愉快だね。

香山 加齢によって自然に起きる面もあるのに、「生活習慣のせいだから、治せる病気だ」と思わせるのは、私もどうかなと思います。

五木 僕は医者のいない世界が理想郷だと思うんですよ。病気になったら治療する、という考え方よりも、養生《ようじょう》というほうがしっくりくる。今後は公衆衛生というか、病気を起こさせないための医学の分野が、いちばん重要になってくる気がします。

香山 ただ、いま予防医学の世界では、ゲノムの段階で糖尿病になる遺伝子を特定して、それを持ってる人を予防すればいいんじゃないか、という風潮《ふうちょう》になっているんです。その特定の遺伝子が、アメリカではすべて特許化されている。結局、特許を持っている会社しか薬を開発できないんですよ。だから下手《へた》をすると、ものすごく酷《ひど》いビジネスになっていく危険がある。

五木 なるほど。

香山　『ジュラシック・パーク』の作者のマイケル・クライトンが、『ネクスト』という、半分ノンフィクションのような小説を書いていますが、それに出ている話は実際にあったことらしいんです。まだ生きてる人が持っている、ある種のゲノムを、製薬会社が特許として取ってしまった。ようするに、自分の細胞は誰のものかという話なんですが、その人は違う病院に行くのもダメと言われて訴訟《そしょう》を起こした。訴訟では勝ったそうですが、そんなSFみたいなことが実際に起きていて、遺伝子産業がものすごい巨大ビジネスになっているんです。

いま医療の常識が揺らいでいる

五木　俗な話ですけど、医療に関していまいわれてることは、昔いわれていたのと正反対のことが多いんですよ。従来の基準が揺らいでるということは、いまはものすごく大きな変動期にあるんだっていうことです。地滑《じすべ》り的に起きているそういう変化の意味を、もう少しはっきりさせなきゃいけない。
ケガをしたとき、昔はすぐにオキシフルで消毒したでしょう。でも、いまはケガでは消毒しないことが正しいとされている。競輪の選手たちを治療するお医者さんで、いまいちばん信頼されてる人は、水道水で洗うだけで、切り傷でもどんな大きな傷でも、一切消毒をしない。それで、その傷の上に女性が生理のときに使うナプキンを当てて、サランラップで密閉する。これがいちばん治りやすいっていうんです。競輪選手は一日のうちにつねに事故が起きるから、そこの専門医はもう神様のように尊敬されています。その方が、「当たり前ですよ、ケガは消毒なんかしちゃいけませんよ」って言うんだから、びっくりです。しかも通気性のいいガーゼもいらない。密閉しなくちゃいけない。

香山 なんでもかんでも滅菌《めっきん》してしまうのでなくて、自然治癒《ちゆ》させるわけですね。

五木　そうです。消毒なんかしないで、自然の治癒力を旺盛《おうせい》に発揮させる。傷口からはじくじくじくした液が出てくるでしょう。あれが大事だっていう考え方なんです。

そう考えると、他のすべての分野でそういうことがあるんじゃないか。昔は胃潰瘍《いかいよう》の患者さんといえば、おかゆだけ食べさせていたのが、いまは肉を食べろって言う。十年前か二十年前まで、優秀な歯医者さんはどんどん歯を抜いた。でもいまは少しぐらい虫歯になっていても、少々グラグラしててもできるだけ残そう、という方向に変わっているでしょう。

香山　うちの父は、まさにそれで苦しんでます。昔、歯を抜いて詰めた銀が毒を出して、歯茎《はぐき》を融解《ゆうかい》させている。昔はそんなことわからなかったし、これほど老人が長生きするとも思わないから、せいぜい六十ぐらいまでもてばいいだろう、という感じでやっていたんでしょう。詰めてから三十年も四十年も経ったいま、歯医者に「毒を詰めていたようなものですよ」って言われて、すごいショックを受けていました。

五木 病気の原因がはっきりしないときに、実は歯の問題だったということが非常に多いんです。歯はとても日常的で重要なものですが、歯周病なりなんなりで毎日変化していることを、体全体の毒性の変化として考えると、歯科の概念をはるかに超えてしまいます。だからこそ、総合的な判断ができる人が必要なんですよ。

うちのかみさんが、頭重《ずじゅう》と発熱と不整脈があって、大学病院でありとあらゆる検査をしても、どうしても結果が出てこなかった。最後に念のためと思って耳鼻科に行ったら、副鼻腔《ふくびくう》が真っ赤に腫《は》れてますと言われて、その治療をしたら一発で治った。鼻が心臓からなにから、全部に影響していたんです。目だって究極の問題に関《かか》わるという最近の研究もある。目とか鼻とか歯が、心臓とか胃腸の問題と根本的な関係があるということを、最近やっとみんなが言い出した。その反面で、専門的な分化が進んでいる。いまは専門のさらに専門という人もいるでしょう。

香山　自分の専門しか診られなくなっていますね。私が学生のときは、女性を診たら妊娠《にんしん》と思え、って習ったんです。当時は、それはちょっと性差別的じゃないか、って感じたんですが、いま思えば、意外とそういう基本的なところが大事なんです。腹痛《はらいた》を診たら盲腸と思えとか。でもいまは先入観で診てはいけないといって、患者さんを診る前に、まずひととおり検査をオーダーする。だから、ものすごく肝心で単純なことが、かえってわからないことがあるんです。

五木　最近、病院で切々と聞かされた話があるんです。体に発疹《はっしん》ができてどうしても退《ひ》かない患者さんがいて、皮膚科の若い、臨床研修を終えたばかりの医師に相談したら、いろいろ検査してから、腕組みして「うーん、これは発疹ですね」と言ったという。発疹が出たから診てもらいに来てるのに、なにを言うんだって（笑）。でも、そういうところは現実にありますよね。

香山 医者の側でも、それではいけないというので、総合診療科のような、包《ほう》括《かつ》的に人間を診られる仕組みを考えてるんです。でも、それはそれで一種のマニュアルになってしまう。そこのところは本当に難しいですね。

五木 最近は、ドクター・アドバイザーとかドクター・ナビゲーターとかいう職業があって、そこへ相談に行けば、何科へ行きなさい、と説明してくれるらしい。

香山 私もそれは必要だと思います。観光地には必ず、「i」という看板の出た観光案内所があるでしょう。治療の現場にも、あれと似たようなものが必要だと思います。精神科に相談に行ったら、「あなたはカラオケにでも行けば大丈夫です」とか、「あなたはちゃんと専門医の医療が必要です」とか、「あなたは温泉にでも行って、ちょっと休息したらいい」とかって、振り分けてもらう（笑）。

五木　あらゆる手を尽くして治らなかったら、「ちょっと心療内科へ行ってみたらどうですか」というアドバイスをする線もある。そういう全般的なところで判断してくれるお医者さんが大きな病院には一人ぐらいいるといいですね。

香山　いまは逆に、本当に専門が細分化されているので、私のところにもよく、他の科でもてあました人たちがやってくるんです。歯科医は「完璧《かんぺき》に治したんだからもう痛くないはず」と言うのに、歯がどうしても痛いとか、腱鞘炎《けんしょうえん》の手術をして、検査所見ではすっかり治ってるはずなのに、本人は痺《しび》れると訴えたりする。そうすると、「もう精神科へ行ってください」ということになって、こっちに来るんですよ。

五木　そんなふうに言われて、怒る患者さんだっているでしょう。

香山 ええ、そうですね。「私はべつに頭がおかしいわけじゃありません」って。ただ、精神科は患者の心的現実を大事にするので、歯が痛いと言う人に対しては、検査では痛いはずなくても、本人が「痛い」って言うなら痛いんだろう、「そうでしたか。それは大変ですね」と言ってあげると、それだけで治る方が多い。自分が必死に訴えているのに聞いてくれないとか、検査だけで異常がないと言われると、さらに症状が悪化することはあるんでしょうね。

五木 ぎっくり腰なんていうのは、昔から重い物をちょっと持ったときに出る「魔女の一撃」とか、くしゃみしたときに出るとかいわれてきた。でもそれはあくまでトリガーであって、大きな要因としては、心理的なプレッシャーがあると思いますね。

香山 五木さんのように、ご自分で解釈して納得してくれる患者さんばかりならいいんですが、こちらから診て、もう明らかにそれが原因だろう、そこが嫌で鬱になってるんだろう、っていう人もいるんですよ。仕事が大変だから、というよりも、仕事の大変な状況に直面したくないから鬱になる、という。

五木 そうそう。

香山 でも、そういう方に説明してあげても、「いや、そんなんじゃないんです。本当に私はこの仕事をやりたいんです」っていうふうに否認する。自分の中に起きている抵抗とか葛藤《かっとう》を、自分で認めないという人がけっこういますね。締切りがあって嫌だ、と思っている自分を、認めたくないんですよ。つねに「私はやる気満々なんです」って、そういう自分でいたい、っていうことなんです。

代替医療の流行が問いかける問題

五木 免疫《めんえき》医療が最近よく話題になりますが、最初のきっかけは、晴れた日に盲腸の患者が多い、ということに医師が気づいたからなんだそうですよ。統計的に見ると、不思議でしょうがない。たぶん気圧と関係があるんだろう、という話になって、そこからいろんな話が出てくるんです。

ドイツでアウトバーンを走っていると、アルプスの気圧の変化によって警報が出ます。「一〇〇〇ヘクトパスカルを割ったから、時速八〇キロにスピードを落とせ」って交通ニュースで言ってた。ミュンヘンあたりの大学病院でも、ひどい低気圧のときは大きな手術は全部延ばすんですって。アメリカでは生命保険のセールスマンに「高気圧のときに売りに行け」と教えているという。

香山 季節変動性は確実にありますね。日照時間が短いとうつ病になる人がいて、その場合は光照《ひかりしょうしゃ》射療法といって、光を当てるという治療法で治ることがあります。

五木　医学者や医師はつねに断定的に診断を下すけれど、本当はわからないことがたくさんあるでしょう。

ホリスティック医学という考え方だって、みんなが言うようになったのはこの二十年か三十年の話だしね。それまでは、心と体は別という考え方でやってきたわけですから。

香山　私も最近、プライマリ・ケア医学会というのに入りました。なるべく機械を使わずに、患者に会ったときの、最初の入口のところで見落とさないように、とか、医者として求められる最低限、いまどういう問題が起きてるかわかるようにしないと、と思ってるんです。プライマリ・ケアや包括医療が大事だ、家庭医が必要だ、といった揺り戻しみたいなことが、一部では起きている。

五木　そうですか。

香山　でも、それは医者が自覚しはじめたからだけじゃなくて、経済も関係しているんです。ようするに、医療行政が在宅医療を勧めるようになってきた。長期入院の病床をどんどん減らして、三カ月経ったらガンの末期でも老人でも、どんな病気の人でも追い出されてしまう。そうするともう自宅でしか暮らせないから、在宅往診《おうしん》をする医者がこれから生き残れる医者だというので、家庭医療とかプライマリ・ケアのほうに人が流れているんです。

五木　中国へ行くと、朝、街角や公園で太極拳《たいきょくけん》や気功をやっている人を見て、ああ、格好いいなと思うでしょう。でも、あれは決していい風景なんかじゃないんですよ。

中国には国有企業ごとに「単位」と呼ばれる組織があって、就業者とその家族の面倒を揺りかごから墓場まで見てきたんです。ところが市場原理が導入され、国有企業を全部解体することになると、この「単位」も合理化の対象になった。もう面倒は見ないから自分たちでやれ、ということで、中国では医療を受けられない人がものすごく増えてしまった。

新しい中国の病院は、CTとか高価な医療機器をどんどん入れている。そうすると一回一回の診察に大きなお金を取らないと償却《しょうきゃく》できないから、金持ちしかかかれないようになってきた。医者にかかれなくなった人たちは、予防的に養生するしかないので、法輪功《ほうりんこう》がものすごい力を持ってくる。そこで政府はそれを弾圧したわけですよ。それは法輪功があまりにも大きな勢力を持ってしまったからで、法輪功は養生法とか精神修養というだけじゃなく、低所得者大衆、格差社会の一つの象徴なんです。

香山　彼らはいわば医療難民なんですね。

五木　アメリカでは数年前に、代替《だいたい》療法や民間療法に費やされる予算が、西洋的な近代医学に投下される資金を上回ったということが、大ニュースになった。

中国も、いまやちゃんとしたクレジットカードがないと、病院も受け入れてくれないという、アメリカみたいな医療制度になりつつある。日本でも、高価な医療機器で検査を受けられる人と、鍼《はり》や灸《きゆう》、柿《かき》の葉っぱを煎《せん》じて飲む人とのあいだで、格差社会ができてくるかもしれない。そういう医療の格差が生まれていることと、代替医療とか、ホリスティック医学と呼ばれるような民間療法の動きは結びついているんじゃないか。

泣くこと、悲しむことから力をもらう

五木　以前、ＮＨＫの教育放送で、アメリカのドキュメンタリー番組を再放送していました。患者さんを部屋に集めて、指先や頭のてっぺんなど、体全体に電極を付けて測定し、人体の変化を隣の部屋でモニターして、ビジュアルに捉えようとする実験をやっていた。

いちばん最初に、一生でいちばん幸せだったこと、うれしかったことを回想してもらう。するとすごく細胞が活性化して、全身的にいい状態になっていく。そのあとで、今度は生涯で最もつらかったこと、切なかったこと、悲しかったことを、同じように回想してもらう。そうすると、この場合もはっきりと細胞が活性化し、自然治癒力や免疫力が明らかに変わることが、画面で捉えられていたんです。

日本でも、お笑い療法をやる病院があって、よく僕のところにレポートを送ってくる。患者さんに落語や漫才を聞かせて、おおいに笑って楽しんでもらうと、体もいい状態になる。笑うと生命力が活性化することが、はっきりと統計的に捉えられるぐらいなんです。

でも一つだけ気に食わないのが、レポートの最後に、我々は今後、患者さんたちを片時も悲しませたり、寂しがらせたりしないように治療介護したいと思う、と必ず書いてあることです。喜ぶことはいいことだけど、悲しむのはマイナスだと考えている医者が多い。でも、泣くことも大事なんです。涙は魂《たましい》を浄化《じょうか》するという、カタルシスの理論があるでしょう。

香山　カタルシスは、古代ギリシャでは「排泄《はいせつ》物を体外に出し、身体をきれいにする」という意味の医学用語だったようですね。それをアリストテレスが、『詩学』のなかの悲劇論で、精神にも適用した。さらにフロイトは、無意識に抑圧された葛藤が表出されると症状が消失するという経験に着目して、カタルシスを精神の浄化作用として捉えたんです。

五木　戦後の日本は、プラス思考一辺倒《いっぺんとう》でやってきた。それがここにきて転んだ、というのがいまの状況だと思うんです。笑いは批評であり文化であるとはよくいわれたけれど、涙は歌謡曲や演歌の世界だ、マイナスの世界だといわれ続けてきた。でも僕はその考え方に反対なんですよ。

喜納昌吉《きなしょうきち》の『花』という歌は一九八〇年に最初にリリースされたとき、まったくヒットしなかった。当時は「泣きなさい　笑いなさい」という歌詞で、みんな笑っていた。「演歌の歌詞みたいじゃないか」と言われて、「人は人として涙も流す」という歌詞も、なにを言っているのか、まったく理解されなかった。それが、九〇年代に入ってこの歌をみんなで歌うようになってきた。

香山　あいだにバブル経済をはさんでいるわけですね。

五木　そう。これも沖縄の人なんだけど、有名な版画家がバンドをつくって、老人ホームに慰安《いあん》に行った。悲しい生活をしてるだろうから、明るく励《はげ》まそうと、マーチなどの景気のいい曲をやったら、「もうやめてくれ」と言われた。「私たちは毎日、悲しい気持ちで生きている。悲しいときには悲しい歌を聴きたいもんなんだよ」と言われて、その版画家は愕然《がくぜん》とした。そこで、悲しい歌を演奏してともに涙したところ、すごくいいコミュニケーションが生まれ、

「また来てくれ」と言われた。悲しいとき、人は悲しい歌を聴きたいものなんだと、しみじみ思った、と彼は書いています。それは本当です。悲しいときに励ます歌なんかを歌われても、元気づけられるわけがないんですよ。

香山　その一方で、いまは主人公やその恋人が死んだりする、泣ける映画とか泣ける小説がとても流行っていますね。

五木　あれは本物じゃない、表面的な悲哀ですね。笑いだってそうです。テレビの瞬間芸とかジョークを観《み》て、「ふうん」と鼻先で笑うぐらいじゃあ、まったく治療効果なんかないでしょう。

香山　それこそ、俗流のカタルシスですね。こんな可哀想《かわいそう》な人がいる、って泣いて、ああ気持ちよかった、っていう。ようするに自分はそうなるまいって、すべて他人事《ひとごと》として見ている。これも想像力の欠如《けつじょ》とすごく関係していると思うんです。

私は大学で講義もしているので、大学生にその手の作品を観てもらって、たまには生命について考えさせると、学生もすぐ泣くんですよ。でも、じゃあ、あなたがこの立場だったらどうするって訊《たず》ねると、同じ学生が「私はその病気じゃないからわかりません」と言い出したりする。他人事であるかぎりは感動して泣けるけど、もし私だったらというふうに、自分と置き換えて考えたりしないんです。

五木　腹の底から笑ったり、泣いたりするためには、体を地面に投げ出して、拳《こぶし》で地面を叩《たた》きながら号泣するくらいの経験がないとだめなんです。体全体で泣く、笑うときは本当に腹の底から笑う。それがいい効果をもたらす。「ふふふ」と笑ったり、「面白いね」と言ったぐらいじゃ、細胞は活性化したりしない。いまは泣くことや楽しむことが、完全に趣味のような軽いものになっているでしょう。

香山　そうですね。あるいはもっと単純に、まるでサプリメントで栄養を補給するように、「今日は泣こう」とか、「今日は笑おう」と決めて感情を補給している。

五木　一種のアクセサリーとしての涙、というか。『飾りじゃないのよ涙は』という歌が昔あったけれど、いまは本当に飾りなんでしょう。だからそれ以上深入りして、悲しいめに遭《あ》いたいとは思わない。

以前、昔でいう蒙古症《もうこしょう》、つまりダウン症の双子《ふたご》について書いたある人の文章を読んで、とてもショックを受けたことがあります。診察で出産前の双子の片方がダウン症だとわかった場合、心臓に外部から注射器を突き刺す。それをやる医者にとって罪とはなにか、ということを突き詰めた文章なんです。彼は手術の前には必ず『歎異抄《たんにしょう》』を読んだというんですね。

でもいまの大学では、そういう問題をテーマに論議すると一歩も進まない。

僕も一度やったことがありますが、そういう深刻な話は「関係ないよ」という感じですね。リアルな涙は嫌だから、逆にアクセサリーとしての涙で飾り立てるのかもしれない。

最後には神を信じるアメリカ社会

香山　アメリカの大統領選挙の予備選で、ヒラリー・クリントン候補が緒戦《しょせん》で負けたあと、次の選挙の前日、支持者との懇談会で涙をこぼしたでしょう。あのときにテレビで評論家の人が、「アメリカ人は前向きで明るくて強い人を求めるから、こういう感傷的な女の涙を最も嫌う。オバマ候補がこれから連戦連勝するだろう」って言っていたら、意外とその女の涙というのが人々の心を打って、ヒラリーさんが次の州の予備選では勝った。あれは面白かったですね。

五木 おそらくアメリカが変わったんですよ。最近のアメリカ映画では、とにかく人がよく泣きますから。9・11事件で、エンヤが大ブレイクしたでしょう。あの音楽を聴くと、あの場所とそのときの記憶とが全部一緒になって喚起《かんき》されるから、涙が出るという人がいっぱいいます。

香山 現実的にも、EUとか、それこそ中国とかが出てくるなかでは、アメリカも世界の指導者であるかのように、自分だけが、という地位を保てなくなっていきますね。

五木 アメリカのミステリーを読んでいると、「あなたは神にかけて、このことを証言者として誓いますか」などと、神(ゴッド)という言葉がしばしば出てくる。アメリカの大統領は必ずバイブルに手を乗せて宣誓するし、プロテスタントの牧師とカトリックの神父が両方出てきて賛美歌を歌ったりする。アメリカは司法や行政から始まって、お札にまでIN GOD WE TRUSTっていう言葉が印刷されている。おそらくあの国の社会に生きてる人にとっては、最終的に神がいるということが、つねに意識されているはずです。

香山　罰するものとしての神と、誰が見捨てても愛してくれるものとしての神という、二つの機能があるような気がしますね。

五木　他方、アメリカの対極にある日本では、ゴッドという意味での絶対神の不在がとても大きいと思うんです。そのことが、神経症や鬱の問題となにか関係はあるでしょうか。

『菊と刀』でルース・ベネディクトが、日本人には恥の意識はあっても罪の意識はない、といったとよく語られますね。罪は神に対するもので、恥は世間に対するものでしょう。アメリカ人が心の中でなにかを恥じて、悩んだりする。心の中ですごくコンプレックスに感じる場合でも、無神論者でさえ、天にまします神のプレッシャーを感じる。神に対する罪を犯しているという感覚と、世間に知られて恥に感じるというのでは、だいぶ違う気がします。それだけじゃなくて、アメリカ社会での心理的プレッシャーと、日本社会での心理的なプレッシャーとでは、質が相当に違うのかもしれない。

香山　家父長の権利が強かった時代は、日本では父が神の代わりだったかもしれません。それにかつては、世間がいまよりずっと強くて、企業社会を中心とした社会的役割というのがあって、上場企業の役員だったらこれをやっちゃダメとか、妻子のある身ではこれをやってはいけない、という縛りがあった。

いまは縛るものがなにもないし、神のいない日本では、どんなに自分が孤独になっても神だけは見捨てないという、最後のよすがもない。結局メール依存症になって、とにかく誰かに連絡をしなきゃいけないとか、見捨てられたくない、という気持ちが非常に強くなっている気がします。

五木　アメリカの市場原理主義や自由競争原理は、最終的にはアダム・スミスのいう、見えざる神の御手がちゃんと回復してくれる、という考え方を信頼してるのかもしれない。彼らの心理の奥底には、つねにIN GOD WE TRUSTっていう言葉があると思うんです。

神なき人生のよるべない不安

五木　欧米の宗教の場合、天地の創造者は神様でしょう。その神の子がキリストだとすると、それとつながってる自分たちは、天地を創造した一族だから、自然をどんなふうに開発しようと、草木を切ろうと魚を獲《と》ろうと、生活を豊かにするためにはなにをしてもいい。キリスト教は根本的に、エコロジーには合わないみたいですね。

香山　神は天地を創《つく》って、人に産んで増やして豊かにしろ、と言ったんですからね。

五木　ヨーロッパのエコロジーの考え方は、これ以上木を切ったり、海や大気を汚したりすると、大事な人間の生活までが危うくなるから、もっと制限しようという発想で、あくまで人間が中心なんです。でもこれからは、山川草木悉《さんせんそうもくしっ》皆成仏《かいじょうぶっ》という考え方、すべて生き物は同じ共通の命だから、石にも草にも虫にも命があるというかたちに根本的に切り替えないと、キリスト教的エコロジーではやっていけないような気がする。

香山　最近、ロジャー・パルバースという作家が『新バイブル・ストーリーズ』という本で、聖書を物語のように読み替えていますね。「ノアの方舟《はこぶね》」をはじめ、聖書に出てくる話ばかりなんですけど、神という視点をなくした聖書の物語にしているところがユニークです。環境問題とか民族同士の殺戮《さつりく》とかも、すべて人間同士の物語として語り直される。あるいは動物を、神が人間を創ったあとのその他大勢としてではなく、生き物として人間と同格に扱うという視点で、聖書を読み直しているんです。アメリカでも宗教に対する考え方が変わってきているのかもしれません。

五木　科学者のリチャード・ドーキンスが、『神は妄想である――宗教との決別』という本を出して話題になっていますね。とにかくすごい博引旁証《はくいんぼうしょう》ぶりなんですが、逆にここまでいわなければ、彼らは神を否定できないのかと思わされました。

香山　最近、数学者も似たような本（ジョン・アレン・パウロス『数学者の無神論――神は本当にいるのか』）を出していますね。無神論者である著者が、自《みずか》らの数学理論で神を否定するため、自らの持てる英知をすべて使っている。でもこちら側から見ると、ちょっと背中を押したら、すぐに神様のほうに行ってしまうんじゃないかと思うくらい、宗教的な感じがするんです。

五木　無神論者は汎神論者《はんしんろん》であるということがよくわかりますね。つまり、ドーキンスは神はあるけれど神を認めない、ということを言っている。逆説的に神の存在の大きさを感じさせるような本だと思って読みました。精神的に一本の柱を持っている人間と、持てない人間のあいだには、やはりなにか大きな溝《みぞ》があるんでしょうか。

香山　これまでの日本人は、むしろそれを持たないからこそ、神に対してうしろめたいという、罪悪感も持たずに済んでいた。変幻自在に自分の立場を変えたり、求められる役割に自分をカメレオンみたいにあわせることで、葛藤を避けてきたわけです。そのおかげで、深刻な鬱になりにくかった部分はあると思うんです。

ところが、最近のうつ病の増加を見ていると、もうそれではうまくいかないことがわかる。社会不安が強まっていて、はっきりした神じゃなくてもいいから、死後の世界とか前世とかいった、なにか自分を超えたものを設定しないと、落ち着いていられないとか、安心して暮らせないという人が、明らかに増えていると思います。

五木　イスラム教でもない、ヒンズー教でもない、キリスト教でもない。アジア諸国のように、精霊の存在を信じるわけでもない。そうすると、見かけはアメリカと同じように神経症的な、あるいは鬱的な症状であっても、その精神的状況は、アメリカ人以上に、非常に不安定なものじゃないでしょうか。

日本には、一神教的な絶対神としての神がいないので、いわば神なき人生を送らなければならないわけです。仏様というのは仏陀《ぶつだ》をはじめ、阿弥陀如来《あみだにょらい》も菩薩《ぼさつ》も観音《かんのん》も、いわゆる神様ではない。天地や自然を創った存在ではなくて、人間のなかで悟りを開いた偉大な人が仏陀であり、その人を憧《あこが》れて信仰し、帰依《きえ》するのが仏教ですからね。仏教は日本人の心に非常に深く入り込んでいます。

仏教には、神のような超越的な存在はいない。知恵のある深い人間を仏陀と呼んで尊敬したわけで、神ではない。おそらくキリスト教文化圏の人たちの鬱と、神なき民族にとっての鬱というのは、違うような気がするんですが。

死刑は被害者遺族の心を癒すか

五木　ところで香山さんは、死刑が被害者の遺族の心を癒す、という問題をどう考えますか。

香山　私の考えでは、現行法のなかで極刑ということであれば、遺族はある程度納得するんであって、加害者が死ぬとか死なないとかってことは、実は必ずしも重要ではないと思います。

森達也《もりたつや》さんが『死刑』というルポルタージュを出されましたが、とにかく、死刑というのは限りなく闇のなかで、実際になにがどう行われているのか、ほとんど公開されていないんですね。確定死刑囚は、死刑判決が出て平均で七年経ってから処刑されるんですけれど、そのあいだの生活のスタイルとかもわからない。死刑囚は服役囚じゃないので、刑務所じゃなくて、拘置所に拘禁《こうきん》されているんですよ。拘置所の一室に隔離《かくり》されて、誰ともしゃべらないで七年間過ごしてから処刑される、という状況なんです。

五木　七年ですか。

香山　そのあいだは面会もほとんど禁じられている。宗教的な、牧師さんとか僧侶《そうりよ》には、希望すれば会えるんですが、あとは家族ぐらい。昔はかなり自由に面会もできたんですが、いまは本当に厳しくなって、ごく限られた人たちしか面会できない。

つまり、死刑囚がどういう暮らしをして、いつどのように処刑されているかは、被害者の遺族もほとんど知らないわけですよね。そこはもう、どうでもいいというか、死刑という判決が下ること自体が、すごく大事になってしまっている。よくある議論で、遺族が報復するかわりに国家が代行している、というのがあるけれど、死刑にならずに犯人が世の中に出た例で、遺族が報復した例はまずないといいますね。

五木　アメリカでは、死刑執行の現場を、ガラス窓のこちらから被害者の遺族が見ることができるそうですね。

香山　インターネットでも、いまこの死刑囚はどういう状況で、まだ今日は生きてるとか、いつ処刑されたということまでが、全部公開されている。日本では、そのあたりがまったく明らかにされない。ようやく、処刑されてから名前が公表されるようになったくらいです。

五木　確定死刑囚はどういう精神状態になるんだろう。当然ものすごく落ち込むでしょうね。

香山　刑務所側の目論見《もくろみ》としては、落ち込むけれども罪を認めて懺悔《ざんげ》して、爽《さわ》やかな気持ちで死を迎えてほしい、というのが一つの理想的なプロセスとしてあるみたいです。

五木　ビョークが出た作品で、死刑の最後の瞬間までを描いた映画がありますね、『ダンサー・イン・ザ・ダーク』っていう。あれはきつい映画だったなあ。

哲学もまた「悲哀」から生まれる

香山　五木さんはご自身でも鬱的な時期を何度か体験されたそうですね。その要因は社会的なものと気質的なもののどちらだったと、自己診断なさっていますか。

五木　本当にもう、本気で自殺しようかと思うぐらい落ち込んだときがあります。いまふり返ると、気質的なものもあったのでしょうが、やはり十三、四歳の頃、敗戦で大陸から引き揚げたという、環境の要因が大きいですね。逆にその分、「人間、命さえ取られなければ平気だ」ということを身に沁《し》みて知ってしまったので、精神的に強くなったところもある。だから、いまだに締切りギリギリになっても、編集者が命までは取りに来ないと思ってるから、わりと平気なんですよ（笑）。

香山　何歳ぐらいのときに鬱の症状になられたんですか。

五木　三十代の後半と、四十代の後半に一度ずつですね。男の更年期というには、ちょっと早いんだけれども、仕事を一緒に手伝ってくれていた弟の急死とか、そういうことがおそらくは引き金になったんだと思うんです。親鸞《しんらん》や蓮如《れんにょ》という人たちに関心が向いたのは、それがきっかけです。西田幾多郎《にしだきたろう》は娘を亡くしてすごく落ち込んで、「人生の悲哀」というようなことをとことん考えた。人間が宗教的関心を持つきっかけはたぶん、人生の悲哀からである、そして哲学もまたしかり、という意味のことを『場所的論理と宗教的世界観』に書いている。

哲学者が人生の悲哀なんて、よく恥ずかしげもなくいうと思うけれども、西田はここから仏教的な回心が芽生えてくる、かくして哲学的思考もまた、そこからスタートするのかもしれないという。「人生の悲哀」という言葉だけとると、おいおい、それで哲学者かいと思うけれども、鬱の時代の視野からすると、そういう西田幾多郎が見えてくる。

香山　西田哲学のイメージが変わってきますね。

五木　親鸞でも『歎異抄』で見るときと、『教行信証《きょうぎょうしんしょう》』で見るときとでは違うところが見えてくるんじゃないか。そういう感じがありますよね。それまではフィロソフィとは、知的なものの考え方そのものの喜びだと思ってたけれど、そうではなくて、哲学も突き詰めれば人生の悲哀からくるのだ、と。

香山　私たち精神科医は、よく「了解可能」とか「了解不可能」という言葉を使うんです。「こういうつらいことがあったから、この人は鬱になった」と、ある程度説明がついて周りの人も納得する、というのが了解可能ですね。そういう場合、環境とか生活上の問題から発した心因性のものとして考えて、「そりゃ、しょうがないだろうな」って言える。

他方、了解不可能というのは、「こんなことぐらいで、あんなに鬱になるわけがない」とか、あるいは「なにも困ったことやストレスはないはずなのに、鬱になってしまった」という場合。こういうときは、かなり脳の働きの問題が大きいと見るんです。

五木　うちのかみさんはインターンが終わってすぐ、福井の大きな病院に勤めたんです。最初の仕事が、アルコール依存症の患者さんに、「どうして酒に溺《おぼ》れるようになりましたか」という話を聞くことだったんですが、調べているうち、興味深いことに気がついた。患者さんたちの話の六割から八割ぐらいが、必ず「あの福井の大震災のときに……」という話から始まるというんです。

福井大震災は、阪神淡路《あわじ》大震災が起こるまで、戦後の日本で最も多い死者を出した大震災で、ものすごくたくさんの人が死んだ。そのために、中小企業の社長が不渡り手形を出して路頭に迷うようになって、しょっちゅう飲み出したのが依存症になるきっかけだったとか、地震で娘を亡くして寂しくて、という話を、みんなが「あの震災のときに」というところから始める、っていうんです。

香山　そういう状況でもアルコール依存症にならなかった人もたくさんいるわけですよね。

五木 だけど、その地域に起こった大きな悲劇的な出来事を、地元の人がともにエクスキューズとして、自分に納得させるというのはわかりますね。「すべてあの地震のせいだ」という物語が、すごくパターン化している。
　僕らもつい二言目には「引き揚げのとき」って言ってしまうけれど、もしかしたら全然関係なくて、国内でずっとお坊ちゃまとして過ごしていても、同じことをやってるかもしれない。でも、そういう言い訳やモチベーションをはっきり持ってる人は、むしろありがたいですね。そこへ問題をすっと載せてしまえばいいんだから。

香山 いまだと家族のせいにする人が多いですね。家族に愛されなかったから、こうなっちゃったんだ、とかって。

五木 戦後に育った団塊の世代以後の人たちは、「敗戦によって」とか「引き揚げのときに」などという、大きなものがないからだと思います。

香山　五木さんは鬱を克服するにあたって、ノートをつけていらしたそうですね。精神医学でも認知療法《にんちりょうほう》といって、自分の考え方を自分で捉え直すことがあります。皇太子妃雅子《まさこ》様も、いま認知療法を受けているようですね。とにかく自分のことを書いていくわけですが、五木さんの場合、書いたノートをあとで読み直したりしましたか。

五木　いや、書いたら書いたっきり。短く書かないと続かないからね、もうなんでもいいから、うれしかった、というだけでもいい。でもだんだん、「うれしかった」だけじゃなくて、「悲しかった」っていうことも大事なんだとわかってくる。そして最後は、やっぱり「ありがとう」ということに気づく。ありがたい、ということを自分で発見することになるんですよ。

香山　ありがたい、という目で見直してみると、絶望ばかりと思われてた自分の一日のなかにも、必ずありがたいことはあるわけですね。それはとても認知療法的な見方ですよ。

五木　今日、足の不自由な人が苦労して階段を上がってるのを見た。そこのなかでスタスタと上がっていけるってことは、なんとありがたいことだろうとか、そういうことっていっぱいありますよね。

香山　でも、自分よりさらに境遇の悪い人を見て、「ああ、自分はまだまだ恵まれてるんだ、ありがたい」って思えるのは、とても高い次元の精神機能だと思うんですよ。

いまの若い人はみんな、自分がいちばん不幸だと思っていて、「あの人だってほら、こんなに不幸じゃない」って言っても、「その人のことはわからないけど、とにかく自分はこんなに不幸なんだ」って言う。そもそも、自分より不幸な人を見て自分を慰めるのがいいことかどうかわかりませんが、あまりにも他者に対して、「あの人の立場だったら」「もし自分があんな状況だったら」ということを想像できない傾向が、いまはすごく強いように思うんです。

五木　そう、そこまで。

香山　五木さんは鬱のときに、はじめて親鸞とか蓮如に目を向けることができた、哲学とか宗教に本当の意味で触れていくことができた、とおっしゃる。でも普通の人は、なかなかそちらには行かないんですね。自分も鬱だから、鬱的な文学を読んでみよう、ということにはならなくて、薬ですぐに治そうとする。もっと多くの人が、自分の内面に目を向けたり、これまでの思想や文学の知恵を参照したりできるといいんですが。

五木さんは、人はまたそういう方向に目を向けるようになる、と思われますか。

五木　うーん、実際はなかなか難しいでしょうが（笑）。

香山　学校で教えるときも、とっても苦労するんです。悩んでる学生などに、

「悩んでるんなら、こういう本でも読んでみれば」と言っても、「その人はその人で、自分は自分。その人のことは、自分にはわからない」って、一線を引いちゃうんですよ。訊ねられるのは、「いま、自分はなにをすれば治るのか」ということばかりで、「ああ、この人も同じように悩んでいたんだ」というふうには、つながっていかないんです。せいぜい参照するのは、同世代の人が書いた、携帯電話とかの同時代的な風景の出てくるものぐらい。それこそケータイ小説は、わりとみんな読むんです。あるいは、ベストセラーになった『余命1ヶ月の花嫁』とか。

でも、「君、鬱なんだったら、夏目《なつめ》漱石《そうせき》でも読んでみたら」とか「ツルゲーネフでも読んでみたら」って言うと、彼らにとってはなんだか古代の人みたいな感じで、全然リアリティを持てない、って言うんですよね。読んでみれば、「こんなに昔なのに、自分と同じような精神性の人がいたんだ」と気づいてくれる学生もいるんですけど、なかなか古典には目が向かないんですよね。

五木　でも、明らかに鬱の文学の系譜というのはありますね。漱石は完全に鬱だし、芥川龍之介《あくたがわりゅうのすけ》もそうでしょう。宮沢賢治《みやざわけんじ》だって、彼は法華経《ほけきょう》の熱狂的な信者だから、太鼓を叩いて走り回ったりと、多少は躁の気もあるけども、基本的には鬱の人です。

そういうふうに見てくると、学校の教科書で教えている文学のなかにも、鬱の流れははっきりとある。鬱の文学をしっかりと味読して、自分のものとして体得するには、いまは絶好のチャンスだという気がします。

第二部

日本社会は劣化したのか

「自殺する」と周囲に言う人は自殺しない、
とよくいわれますが、そんなことはありません。
だから「もう死んじゃいたい」と言われたときに
「好きにすれば」と突き放してはいけないのです。

——香山

時代の先端に立つ人の心が壊れていく

香山 二〇〇六年、日本では自殺者が三万二千人を超えました。九年連続で三万人を超えています。これまでの八年を振り返ると、自殺の原因はやはり経済的な理由だといわれていた。ところが二〇〇六年には一応、不況は脱したことになっていて、格差はあるにせよ、景気がいい状況でした。にもかかわらず、自殺者がほとんど減っていなかったことは、けっこう衝撃的だったんです。

五木 僕はずっと言ってるんですけれど、自殺の原因として経済的理由と病気がつねに挙がるけれど、必死で働いている人、闘病生活を続けている人に対して、とても失礼なことなんです。大変な病気を抱《かか》えている人、その親たちも含め、闘病生活をずっと続けている人がどのくらいいると思いますか。中小企業の経営者も、本当に苦しいなかで必死で暮らしている。消費税が五パーセント上がったら自殺するしかないと思いつつ、それでも頑張っている人たちがいっぱいいる。私はそれらの理由と自殺とは、直接的には結びつかないと思います。

香山　そう。その一線を踏み越えさせるなにかを見きわめなければならない。

五木　統計でいう自殺者三万人というのも、別の基準で調べたら、もっと多くなるかもしれない。

　交通事故の死者が二〇〇五年から続けて七千人を切っているので警察庁は万歳と言っている。でもこれは、事故発生から二十四時間以内に亡くなった人の数なんですね。厚生労働省が事故発生後一カ月で区切って調べたら、一万一千人にもなるんです。統計とはそういうものです。ガス自殺の場合などでも、きちんとした遺書が残っていて、なおかつ家族がその公表を拒《こば》まない場合にのみ、自殺ということになる。そうでない場合は、普通は事故扱いでしょう。

香山　そうですね。

五木　政府が自殺対策基本法を二〇〇六年に立ち上げて、予算措置《そち》もして、担当部門が決まったようだけれど、なにをやっていいのかわからないので、僕にも打診《だしん》があったんですよ。いろんな識者の意見を聞くと、うつ病の患者さんに自殺する人が多いらしい。とりあえず、うつ病を減らせば自殺患者は減る、ということだけははっきりした。

ある専門家と対談したときに、その人は「うつ病は薬で治る」と断言されていた。そういう識者の意見を聞くと、うつ病患者を少なくするという方向へ、自殺対策基本法の予算が組まれるだろうなと思うんです。地方の自治体の助役さんは、いまは副市長といいますが、総務省から行ってる人が多いので、そういう国の意向を汲《く》んで、自治体で健康診断するとき、すでにアンケートをとってるところがあるらしい。

朝起きたときに、あーあ、って溜息《ためいき》が出ますか、とか。肉親を疎《うと》ましいと思うことがあるか、とか。仕事が嫌だと思うことがあるか、とか。○をつけていったら、僕なんかは完全なうつ病になってしまう（笑）。そういううつ病の前《ぜん》駆的《くてき》な徴候《ちょうこう》を調べて、専門医にかからせて、早期治療、早期回復を考えようというんです。そのうちに企業にも、健康診断のときにうつ病の初期症状を調べる検査項目が入ってくるんじゃないでしょうか。

香山　教員免許の更新制度がこんど導入されますが、そのなかにも、そういうメンタル・ヘルスのチェックを入れるかどうかが問題になっていますね。

五木　いまはなんでもメンタル・ヘルス・ケアというけれど、僕はそれだけでは解決しない問題があると思います。少なくとも、「鬱《うつ》」はメンタルだけの問題じゃない。本当はマインドの問題だったり、ソウルの問題であったりするものを、すべてメンタルということで片付けているんじゃないか。

企業がメンタル・ヘルス・ケアなどといって、いろんな講師を呼んで講演や研修をやっているけれど、いっこうに成果が上がらないので、僕なんかのところへまで話を聞きたいと言ってくる。声をかけてくる業界は、この三年ぐらいで劇的に変わりました。昔は大学の文学部やカルチャーセンター、図書館など文芸関係が多かったのですが、いまは第一が銀行・金融関係、第二がIT・情報関係、第三が病院・医師関係。このあたりがいま、いちばん悩んでいる業界なんでしょうね。彼らは心の危機をものすごく感じている。

香山 講演料ははずんでいただけそうな業界ですけど（笑）。

五木 都市銀行の社員二千人とか、外科医四千人の学会とか、情報通信の大手企業とか。外科医が大きな手術をする前に『歎異抄《たんにしょう》』を読めるように、現代語訳の『歎異抄』を配ってくれ、などと言われたこともある。いちばん悩んでいるのが、市場原理の真っただ中にあるところと、情報の先端にあるところと、それから医療かな。この三つが大テーマなんです。

僕は原稿をいまだに手で書くような旧時代の作家なので、銀行の頭取に「なんで僕らみたいな、迂遠《うえん》な話をする人間に話を聞くんですか」と訊《たず》ねたら、社員の心が壊れているとしか思えない現象が毎日起きていると。メンタル・ヘルス・トレーニングをいろいろやるけども、まったく効《き》き目がない。それでようやく、これは心の問題ではないか、ということになった。五木さんのような非実用的なお話をしていただければ役に立つのではないかと、溺《おぼ》れる者は藁《わら》をも摑《つか》むという気持ちでお願いしました、なんて言うわけです。じゃあ僕は藁か、と（笑）。

香山　私も最近は講演に行くと、テーマが心の問題じゃなくても、聞きに来ていた企業の方から質問が出て、最後は社員のうつ病についての具体的な相談になってしまうことが多いんです。二〇〇四、五年くらいから、どの企業でも身体疾患《しっかん》で休職する人と、精神疾患とかメンタルな問題で休職する人の比率が逆転していますね。

五木 ただし、会社は社員のことを本当に心配しているわけじゃない。うつ病が労災認定されることが多くなったからですね。これまでずっとほったらかしで、もっと活気を持ってやれ、と言ってきたところに、いまは「心の病《やまい》なので長期休業します」とか言われて、それでも給料払わなきゃいけないから、ようやく本気になったんでしょう。

でも、そうした企業の人たちを前に、いざ話をしようとすると、鬱がメンタルの問題なのか、マインドの問題なのかという、そのへんの区別がつきにくくて困るんです。

脳は本当にすべてを支配しているのか

五木　人格や感情は、いったい体のどこから発しているのか。肚《はら》が据《す》わっている、という表現があるように、かつては下腹部のあたり、臍下《せいか》丹田《たんでん》にあるとされた。それから、胸が痛い、胸に沁《し》みるというように、心臓のあたりにあるといわれた。でもいまは脳が人間の感情まで、すべてを支配している、という話になっている。つまり時代が経《た》つにつれて、どんどん体の上のほうにきているんだよね。

香山　脳ブームだし、オーラという言葉も普通に使われるようになって、さらに体の外側のほうに向かっていますね。

五木　普通の人にとって、人間の存在は全部脳にあるというのが、もう常識のようになっている。でも、脳がオールマイティであるという感覚、これは脳死の問題ともつながってきますけど、それには僕はちょっと疑問を持っているんです。いまは、頭のほうに上がりすぎている気がする。もっと下げたほうがいいのではないか。肚とか、心というものがあるんだ、ということをもっと言わなくてはならない気がします。

マインド・コントロールにかかりやすい人や、新興宗教に行きやすい人は、たいがい頭を問題にするんですよ。僕のところにも、宇宙から電波が来てるとか、変な人から電話が一日三千回かかってくるとか、ときどきそういう手紙が来る。そのほとんどは、脳に連絡が来るっていいますね。胸に来るとか、腹に来るとかいう人はまったくいない。

香山　幻聴がいったいどこから聞こえてくるか、という患者の意識の統計をとっている精神科医がいるんですよ。それによると、右だか左だかの、頭の少し上から、というのが多いそうです。

五木　やはり上のほうから聞こえてくるんですね。

香山　精神医療の現場では、寄生虫妄想《もうそう》というのがあるんです。お腹《なか》の中に寄生虫がいて動いているという妄想で、ほかには、腸が空っぽだという妄想の人も、けっこう見ますね。メンタルなストレスから下痢《げり》したり便秘したり、という過敏性《かびんせい》腸症候群を研究している福土審《ふくどしん》さんという内科の医学者の方が書いた『内臓感覚――脳と腸の不思議な関係』という本で、「脳腸相関《のうちようそうかん》」ということがいわれている。腸の信号は意外と、脳にダイレクトにつながっていたり、脳から直接腸につながったりしているそうです。

その方が言うには、人間の進化の過程では、腸のほうが脳より先にできるんですって。胎児《たいじ》の胚《はい》の分割を見ると、それがわかる。つまり脳は腸のためにできている、というのがその先生の持論《じろん》なんです。

五木 胃とか腸といった消化器は、原始的な内臓のように思われているけど、僕はそうではないと思ってきた。胃が考えるとか、そういうことがあるはずです。腸に寄生虫がいる、という妄想は面白いけれど、そういう妄想は、想像力が相当に豊かでないと出てこない。でもいまは、みんな発想が短絡的《たんらくてき》になっていて、複雑な妄想というか、創造ができなくなっていますね。

生死に関わることを厭う医師たち

五木 香山さんもたぶんご経験があると思いますが、医学の道に進むことは、戦後の人たちにとっては喜びであり希望でした。でもいまや、医師は受難の時代。いまの医者になりたての若い人たちは潑剌《はつらつ》としてなんかいられないし、将来は若い医局員を従えて大名行列できる、なんていう時代でもないですからね。

大きな病院に行くと、よくナースセンターの前を通るわけです。ナースセンターにはいつも十人ぐらいお医者さんや看護師さんがいて、パソコンに向いてなにかやっている。なにをやっているんだろうと思うけど、よくわからない。昔は看護師さんがやっていた仕事、ベッドのシーツを換えたりという仕事は、青い服を着たヘルパーさんがやっている。

香山　看護助手さんですね。看護師さんは、カルテの管理をしたりしている。

五木　管理だけをやっていると、コンピュータといつも向き合っているしかない。でも、あれでいいのかなと思うんです。看護の「看」という字は、手に目でしょう。手でこうやって触《さわ》って、目で見つめるのが看護の最初の仕事なのに、いまはそれがないんですよね。でもお医者さんも可哀想《かわいそう》です。ある意味で、いまはお医者さんがいちばん悩んでいるんでしょうから。

香山　たしかに、いま医師は大変です。このあいだも、重症の腸炎を軽いと誤診して、その患者さんが不幸にして亡くなってしまった事件があって、そのお医者さんが書類送検されてしまった。いままでは医療ミスをすると、逮捕されたり書類送検されるようになってきた。そうなると医者のほうも、危ない橋を渡れなくなるというか、この治療はちょっとリスクがあるけどやってみよう、ということが、できなくなってきてるんです。

五木 そもそも医者になるときに、命に関《かか》わらない科目を選ぶようになるでしょうね。

香山 本当にそうです。いまは美容皮膚科とかペインクリニックが人気ですね。それから別のトレンドとしては、いわゆる常勤医にならずに、インターネット上にパート医師のリクルート組織みたいなのがあるので、みんなそこに登録しておいて、今日はこの病院、明日はこの病院というふうに勤務するという人が増えています。

五木　そういうフリーランスの医者が増えるのは、収入だけのことじゃなくて、医者の人間関係の煩《わずら》わしさを厭《いと》うんじゃないのかな。いまフリーターの人たちの話を聞いていると、「上司や同僚との人間関係が煩わしいから」と言う人が多い。医者の場合、いまだに『白い巨塔』的なものが残っている病院の中でやっていくよりは、フリーランスのほうがうんと楽でしょう。『七人の侍』じゃないけども、大きな手術するときには人があちこちから集まってきて、選抜チームを形成する。たしかに優秀なチームはできるだろうけれど、それでいいのかな。

香山　ここでも二極分化が起きているんですね。一方ではホームドクターとかプライマリ・ケア医が必要だという人たちがいて、自宅療養中の患者を訪問するとか、そういうことを地道にやってる超良心的な医師がいる。その一方に、フリーランスであちこちの病院を流れていく医師がいる。

五木 日本にはいま、メンタル・ヘルスや心療《しんりょう》内科の医師は何人ぐらいいますか。

香山 精神科医は一万人台といわれてますね。

五木 それはアメリカと比べると多いですか、少ないですか。

香山 少ないと思います。

五木 僕もすごく少ないと思うんですよ。でも、これだけ大きな社会問題になってるからといって、メンタル・ヘルス・ケアのトレーナーを三カ月ぐらいの講習で速成するというのも、どうかと思うね。そんな人に心の悩みを相談させられても困るんだ(笑)。

香山 いま流行《はや》っているのはコーチングですね。コーチが一人一人についていて、困ったときに電話をすると、「あなたはできるはずだ、あなたは成功する人だ」って、とにかく暗示をかけるように励《はげ》ましてくれる。アメリカでは、そういうトレーナーが一流のスポーツ選手やビジネスマンには付いているといわれていて、心理学志望の学生のなかには、それをやりたいっていう人がけっこういるんです。

五木　それは当然、ノウハウがあるんでしょう。そのノウハウに沿ってやるというところが嫌ですね。

香山　残念ながら、精神科医も同じ状況です。もともと精神医学はノウハウ化できるものではなくて、医者それぞれの持ち味や経験が反映される部分が大きい。でも、それだといつまでも医学の世界の中で異端視《いたんし》されてしまう。

どこの大学病院でも、精神科の医局はいちばん寒いところか、いちばん端《はし》とか、とにかく物理的にはっきりと、末端だということがわかるような場所にあります。精神科医は医者じゃないって散々言われて、肩身《かたみ》の狭い思いはもうイヤだっていうことで、ここ二、三十年のあいだ、必死に科学になろうとしてきたんです。遺伝やゲノムがどうしたとか、神経伝達物質がどうした、というふうに、これは科学なんだということを、自己催眠じゃないですけど、自分たちに言い聞かせながらやってきた部分がある。精神科医のステータスを医学の中で上げたいということで、無理やり科学になった部分が大きいんです。

五木 外から見ていても、免疫《めんえき》とか公衆衛生とか精神科っていうのは辺境でした。

香山 でも、私自身もそうですけど、精神科をそのなかであえて選ぶ人は、むしろ屈折《くっせつ》した、それこそ自己卑下《じこひげ》的な人も多いから、「あんたたちは医者じゃないんでしょ」と言われて、「いや、そうなんだよねえ」と言って、それを楽しめる人もかつては多かったんです。

五木 それに精神科は文化と深くつながっているでしょう。うちのかみさんは精神科医でしたが、最初に入った大学は文科で、卒論をチェーホフで書いたんです。そこから精神科医という仕事へは、ジャンプする感じではなく、スッと入っていった。ちょうどスウェーデンなどで、「反精神医学」という、新しい精神医学が話題になっていた頃です。それまではまだ精神病院には鉄格子《てつごうし》が付いてた。いろんな意味で新しい分野だったんです。

香山　かつては、少数者であることを、むしろ楽しめるような人が精神科医になっていました。でも最近は、単純にお金が儲《もう》かるからとか、わりと現実的な理由で精神科医になる人が増えていて、異端視されたり少数者扱いされることは喜ばしいことではなく、屈辱的《くつじょくてき》だと感じる人たちが増えているんです。

五木　いま大学病院に行って手術をすると、麻酔《ますい》医があまりいない。かつては麻酔医は患者からのプライベートな謝礼がないから実入りが少なく、あちこちの病院を飛び回らざるをえないなどといわれていた。いまは反対にスター扱い。

香山　フリーランス的な働き方は、麻酔医だけじゃなく、他の科でも増えています。その結果、責任を持ってその病院で医療を行う医者がいなくなってしまった。

とくにいまの研修医制度がひどい。卒業しても、すぐに精神科医や内科医にはなれなくて、二年間、全部の科をラウンドしなくちゃならない。でも、最初にやりたいと思ったものをできないと、いろいろやっているうちに、どこかへ就職するのがバカバカしくなっちゃう。それこそパート感覚で、週三日ぐらいフリーで診療《しんりょう》すれば、医者であれば月百万ぐらいになっちゃうんです。もうそれでいいやっていう、フリーターの医者がすごく増えちゃったんですよ。

五木　それでいいなら医者は楽ですよね。

病院をコンビニと同じに考える人たち

五木　いま公立病院で給料をもらって働いている医者はものすごく大変です。このあいだ、大森のある病院の外来に夜行ったら、深夜にもかかわらず待合室に病人が溢《あふ》れていた。こんな医学が進歩した世の中なのに、これだけ病気の人がいる。

香山　実はあれも大問題なんですよ。深夜のほうが待たなくて診《み》てもらえる、というので来る人がいるんです。夜中は迷惑なので行っちゃいけない、という気持ちがなくなっていて、患者さん側の意識も劣化しているんです。

五木　二十四時間営業のコンビニやスーパーと同じ感覚になっているんですね。

香山　医者に対する患者さんの院内暴力がいま、すごく増えています。殴《なぐ》る患者とか、ホテル並みのサービスを要求して、ちょっとでも食事がまずいと怒ったりする患者もいる。すぐに医療ミスだといって訴訟《そしよう》を起こされてしまう。もう医者なんて真面目《まじめ》にやっていたらバカバカしいから、逆に割り切って金の亡者《もうじや》になってやれ、という発想が出てくるわけですよ。

五木　開業医の一部には、本当にいい人もいるんですけどね。金沢にある特別養護老人ホームで、こんな話を聞いたんです。人手が足りないので募集したら、応募者が七人いた。勤務の状態を説明すると、その時点で五人が帰った。次に給料の説明をして、厚生省の指導でこれだけしかお払いできませんと言うと、残る二人も帰ってしまって、結局、面接どころじゃなくなるっていう話でした。

そういう悪条件のなかでも、社会福祉《ふくし》などを大学で専攻して、孫がおじいちゃんに仕《つか》えるように、本当によく世話をしてくれる若者もいるんです。十七、八の娘さんたちもいるし、二十歳ぐらいの青年もいる。その人たちが老人介護をしていると、何カ月かに一回、監査がある。老人というのはよく、ころんと落ちるでしょう。車椅子《くるまいす》に乗せていても、ふとした拍子《ひょうし》に前に転んで落ちる。老人は骨折しやすいし、そうなると家族から大変な抗議が来るので、安全ベルトのようなものを付けざるをえないんです。

香山　そうすると、患者を拘束《こうそく》した、と。

五木　そう、「拘束一」という計算になってしまう。ベッドから落ちる方もいるから、それでベッドに固定するとこれはもう「拘束二」というかたちになってしまう。実際、転倒したり、ベッドから落ちる老人はあとを絶たないからなんとか手を講じたいのだけれど、官僚体制のチェックのなかでは、人間的なお世話ができない。若い人から、一体どうすればいいんでしょうか、という嘆きを聞いて、本当にどうしていいのかわからなくなりました。

香山　もう少し現場のプロを信じて、裁量に任せてあげたらいいのにと思いますね。患者さんも、インフォームド・コンセントということで、「全部説明してください」とおっしゃる。それはいいんですけど、世の中には説明してもわからないこともある。薬の成分などを全部言ったって、こちらがプロとして勉強してきたのと同じくらい勉強しなきゃ、わからないわけです。

本当は、任せてほしいこともあるんだけど、それをやってはダメということになっているので、説明をして、「どうぞ選んでください」ということになるしかない。でも、本人に選ばせたところで、患者さんにはメリットは全然ないんです。

五木 まったくメリットはないですね。

香山 選ぶ権利は向こうにあるから、AとBとがあって、こちらが内心、「Aを選べばいいのに」と思っていても、Bと言われたら、「そうですか。わかりました」とか言うしかない。お勧めを言えないんですよ。インターネットとかで情報をパッと選んできてはいるけど、ネットの情報にはいい加減なものも少なくないですし。

五木　心療内科が成立して、法的に病院の看板に掲げられるようになったのは、まだ数年前のことですね。しかも、はじめは外科、胃腸科、肛門《こうもん》科などと並んで書いてある病院もあって、大丈夫かと思った（笑）。

香山　心療内科というのは、これもまた、すごく定義が難しいところなんです。外科医でも、相談が来たときだけ心療内科と名乗ってる人もいる。私自身は精神科医ですけれど、精神科医のなかには、開業するときに精神科医と言うと怖がられるんで、世を忍ぶ仮の姿として、心療内科医ですと言う人もいる。自分の職業名を人に伝えると、恐ろしがられるから偽《いつわ》らなきゃいけない。それはすごく面白いって、私などは思うんですが。

五木　隠れ念仏《ねんぶつ》みたいで面白いね。でも、心療内科が正式に発足《ほっそく》したことで、ずいぶん敷居《しきい》が低くなって、みんなが楽になってますよ。キャリアに響くんじゃないかと心配したり、家系を探《さぐ》られるんじゃないかって、精神科に行くのを怖がっていた人も、心療内科なら気楽にかかれる。エステの帰りに心療内科に行くとか、そんな感じですね。

香山　かつて精神科が神経科と名乗っていた時代があって、そのときに私の勤めていた病院に、神経痛のおばあさんが間違ってやってきた。ここはそういうところじゃないって説明しても、わざわざ遠くからバスに乗って来たというので、仕方がないから湿布《しっぷ》薬とか出したりしました（笑）。

五木　いまがやっと、日本の精神医学にとっての夜明けなんでしょうね。夜から朝に変わって、それが朝から昼に変わっていく境目《さかいめ》でしょう。そういうなかで、経済人たちまでが一時の流行のように、心のケアを言い出している。昔は労務管理が役員の仕事だったけど、いまは社員の心のケアが仕事になっているんですよ。

ただ、心療内科や精神医学が医学の正道として評価されていくにしたがって、その仕事が増えていくでしょう。本当は医者がいなくて済む、病気のない社会のほうがいい社会であるはずなのに、医師が増えると病気も増えるという矛盾《むじゅん》がありますね。

見えないアパルトヘイトが進んでいる

香山　二〇〇三年に医療観察法という法律が成立して、二〇〇五年から運用されています。これは罪を犯した精神障害者、とくに重大な罪を犯して、犯行時に心神喪失《しんしんそうしつ》または心神耗弱《こうじゃく》の状態にあったと判断された人たちを、裁判所の審判によって特別の治療施設に隔離《かくり》して治療しよう、という法律です。

政府の原案では、「再び対象行為を行うおそれが認められる場合」という要件が入っていました。でも、裁判所も精神科医も、その人が再び罪を犯すかどうかを予見するなんて、できるわけない。それで「再犯可能性を科学的に判定するなど不可能だ」といった厳しい批判が起こって、この部分は「対象行為を行った際の精神障害を改善し、これに伴って同様の行為を行うことなく、社会に復帰することを促進するため、この法律による医療を受けさせる必要があると認める場合」と大幅に修正されたという経緯があります。

その後、見切り発車的に適用されていますが、いまだに問題が山積の法律なんです。

五木 この人は犯罪の可能性が何パーセントあるとか、そんなふうにいくわけがないですね。

香山 そんなことをしたら逆に、予防拘禁《こうきん》のように悪用する人が出てくる。この人は犯罪を起こすかもしれないから、ずっと入れておけって、一生、病院の中で過ごさせるとか。だから、それはできないという話になったんです。

五木　戦前は、天皇陛下が行幸《ぎょうこう》なさるときには、その地区では一斉保護というのが行われました。過激な思想の持ち主とか、精神病の前歴がある人たちがとくにマークされて、身柄《みがら》を拘束されたんです。いまも昔ほどではないにしろ、天皇陛下の行幸が近づくと、その地区の過激派の逮捕が増えるそうです。行幸だけではなくて、アメリカの大統領が来日したときも、やはり予防措置は徹底的にやっていますね。

香山　ただ、そうした病気を持ってるほうが犯罪の発生率が高い、という統計はなにもないんですね。むしろ病気の人のほうが、犯罪を起こす率は低いんです。

五木　ほう、そうですか。

香山 たまたま一例、二例の過激な例があると、死刑になった池田小学校事件の宅間守《たくままもる》みたいに、とにかく全員が危険だと思われてしまう。
過去にも、処遇《しょぐう》が困難な人たちを一箇所に集めて、もう出すなという声が何回かあったんですけど、人権の問題に抵触《ていしょく》するんじゃないか、っていうことで、これまでなら反対が起きてたんです。でも、池田小の事件以降は、もうほとんど反対が起きなくなったんですね。それよりも、人々の安心を守れ、という方向に行ってしまった。

五木 いま、監視カメラの普及《ふきゅう》は恐るべきものがある。気がつかないところで、みんな撮られています。性犯罪者を登録させて、重ねて幼女に対するいたずらをした人間はマークをさせるとか、精神病歴がある人、過激派、テロの恐れがある人などが密《ひそ》かに登録されて監視される。そうしたアパルトヘイトみたいなことが、目に見えない情報ネットワークのなかで行われている。ほとんどの人が選別されてリストができているのに、誰も気がつかないだけ、という社会になりつつある気がします。

香山　一般の人も、うすうすは知っていても、そうなるのはやむをえないだろうと思っていますよね。

五木　いまアメリカでは、飛行機の国内便の保安チェックの厳しさは、国際線の比じゃないんですよ。テロ対策の保安検査だというと、なにも言わずにベルトを抜いて、子羊の群れのようにうなだれて、裸足《はだし》で床の上を歩いている。アメリカ人というのは普通はわりと自己主張する人たちですが、国の安全、テロ対策という錦《にしき》の御旗《みはた》さえあれば、基本的人権なんてことは考えもせず、みんなおとなしくなってしまう。憂鬱《ゆううつ》な子羊の群れのような彼らの姿を見たとき、テロ対策とかセキュリティとかのためには、自分たちの人権さえも放棄《ほうき》するという意識になってきているのを感じます。

香山 昔だったら、監視カメラとかの話題になると、冗談で「いやあ、俺の浮気が撮られちゃったら困る」なんて、軽口を叩《たた》く人もいたと思うんですけど、いまはそういうリスクがあったとしても、自分から進んで撮ってもらいたい、というような感じですよね。

五木 一般の人たちが、非常に協力的になってるんですよ。

香山 誤解を恐れずに言えば、社会には必ず一定の割合で犯罪は起きるし、病気の人のなかには、わずか○・○何パーセントぐらいとはいえ、幻聴とかに左右されて、とんでもないことをやってしまう人がいて、そのリスクは絶対にゼロにはできない。またそれをゼロにしてしまった社会、すべてが正常化され、品行方正な人だけがいる社会が、本当に面白い社会なのか、という疑問はありますね。

五木 深夜にどんなに安心して歩けるといっても、四方八方で監視カメラに監視されている町は、逃げ隠れできなくて息苦しい。とてもありきたりなことを言うことになりますが、やはり、もっといろんなものが混在してるほうがいい、と思わざるをえない。

でも、いまは方向としてそういう大きな流れがある。その流れのなかに、たとえば精神的に不安定な人たちを組み込んでいくとどうなるか。

逸脱した存在を受け入れる豊かさ

五木　アーティストとか小説家とかジャーナリストというのは、社会から逸脱《いつだつ》している存在です。社会の中で、そうしたものをどう考えるかというのは、大きな問題でしょう。でも、昔は一般社会の側に、そういう人たちを抱え込んでいこうという、無意識的な共通理解があったんですよ。いまは異質なもの、怖いものを排除していく方向に進んでいる。そうすると、外国人労働者はできるだけ町に入れまいとか、自分たちの居住空間とは別な場所にまとまって住んでほしいとか、そういう要求がきっと出てきますね。

香山　教員免許が一定期間で更新される制度になりますが、更新時に精神状況の検査を入れるかどうかが大きな問題になっている。もちろん、問題教員がたくさん発生するのは困りますが、一定の基準から逸脱してしまっている教員は更新させない、という方向に行くのも、これもまたどうかと思うんです。子どもの教育を、明るく公明正大な教師ばかりに担わせて、本当にいいのかなと思いますけどね。

五木　昭和のはじめ、僕らが子どもの頃までは、町には変わった人がいっぱいいました。そういうものを抱え込んで許容していく社会だった。

一九七〇年代頃、日本がだんだんそうじゃなくなってきたとき、フィレンツェに旅行したんです。ある高級ブランドのお店にたまたま入った。当時はまだ、東京にそのブランドの大きな店なんかができてなかった頃ですから、足がすくむような感じで店に入って、いろいろ品物を見てまわっていたら、明らかにおかしい感じのおっちゃんが入り込んできた。

そのときの店員たちの対応が見事でした。明るい笑顔で家族の一員のようになだめすかしながら、「はいはい、あ、触っちゃダメよ」とかなんとか言って、外の街路のほうへ誘導していくわけです。怖い顔で叱《しか》るというんじゃなく、町の中にはそういう人たちがいて当然だ、という雰囲気《ふんいき》があった。

香山　いまの日本だったらすぐ警備員がとんできますね。

五木　そのあとに当時の中曽根《なかそね》首相が泊まっていた壮麗なホテルに行ったら、真っ赤な絨毯《じゆうたん》がバーッと港のほうまで敷かれていて、港には真っ白な船が着いている。ルイ・ヴィトンの鞄《かばん》なんかをいっぱい持たせた貴婦人のご一行様が船から下りて、そこからホテルの玄関まで、ずっと赤絨毯の上を歩いていくわけです。でも、その周りで働いている道路工事の労働者は、チラッと目を向けるだけで、なにも関心を示さないんだよね。自分たちが日雇《ひやと》いでやってる仕事と、それとはかけ離れたところに特権階級がいたり、おかしな人が町の中にいることに対して、世の中というのはそういうものだ、むしろ、あんな変な服を着て大変だろうな、みたいな感じで笑いながら、「ちょっといい女だ」「いや、年食ってるよ」などとといった会話を交わしている。そこには嫉妬《しっと》とか羨望《せんぼう》とか敵意の感じがまったくない。

金持ちもいれば貧しい人も労働者もいる。とても利口な人もいれば、愚かな人もいる。泥棒もいるし、へんてこりんな人もいっぱいいる。そういうものを、るつぼのようにまるごと認めるイタリアのおおらかさが、僕にはとても面白かったですね。

香山　多様であることが豊かさである、と思える社会なんですね。

五木　人権とかそういうことよりも、ルネッサンス以来のヒューマニズムの伝統でしょう。それがいま、どんどんなくなってきつつある。格差社会の問題は、収入が多い人と少ない人がいるという問題じゃなくて、異なる人々をブロック化して分けていくか、そうでないか、ということだと思うんです。世界的な流れのなかで、いまはイタリアでも同じようなことが起きているかもしれない。

香山　皮肉なもので、社会からちょっと異常と思われる人を排除し終わって、「ああ、よかった」と思ったら、今度は家庭内でうつ病になったりする人が出てくるんですよ。

私が住んでる町では最近、自警団みたいなものができて、おじさんたちがすごく楽しそうに、「よそ者を排除してやるんだ」という感じで見回りをしている。テレビのニュースでも、ワンワン自警団とかいって、普通のペットの犬を駆り出して、自警団の服を着せて歩かせているのを見たことがあります。あんな訓練もされていないワンちゃんに吠《ほ》えられたからって、不審者だと思われたら、たまったもんじゃない（笑）。

五木 自警団というのは問題がありますね。関東大震災のときに、朝鮮人をつかまえて、「天皇陛下万歳」と言わせたり、パピプペポを発音させたりした。できない人は「鮮人《せんじん》」だといって、「こんなときしか人は斬《き》れねえ」って、はしゃぎながら斬った人もいるという。そういう話を聞くと、なんだかもう嫌だなあと思って、うんざりします。

香山 学校の安全をみんなが意識してるので、いまは文部科学省も自警団とか保安隊とかを育成したり、そういう町内のパトロールを奨励してるんです。

五木 いまの時代はまた、あの憂鬱な時代に近づいてきてるような気がするな。

香山 ここ数年、日本では中国バッシングの話題がよく出ますが、私が素朴《そぼく》に思うには、たしかに中国にいろいろ問題があることはわかるけれど、もし私が日本にたまたま住んでいる中国人だったら、毎日、「こんな悪いことしてる」って悪《あ》しざまに報道されたら、どんな気持ちになるかなって。きっと、いたたまれなくなっちゃうと思うんです。

五木　ありとあらゆるところで中国が責められていますね。このあいだ松本に行ったら、天気のいい日でも中国からの黄砂《こうさ》で北アルプスが見えないというんです。山の姿が見えないことまでが、中国のせいにされてしまう。ロシアに対してはあまり言わなくなったけど、つねに仮想敵が必要なんですね。

香山　ソ連が崩壊してロシアになってから、全然言わなくなりましたね。アルカイダとかのテロリストも、ちょっとわからなくなっちゃったし、北朝鮮もこのごろはあまり動きがなくて攻撃できないから、消去法で中国ということなんでしょうか。

一つの人格だけでは生きていけない

五木 香山さんはメガネをかけて、リカちゃんに変身することによって、なにか踏ん切りがつく、ということはありますか。舞妓《まいこ》さんが、それまで九州の女だったのが、お化粧したとたんに舞妓になるみたいに（笑）。

香山 あ、それはありますね。私、プロレスが好きなんです。プロレスラーがマスクかぶったり、普段は善良な人が、リングに上がって悪役をやるところが、とくに（笑）。

まあ、私の場合は本業も精神科医ですし、執筆するときも精神科医としてやってるので、キャラクターを完全につくり変えることもできない。もうちょっと違ったほうが、楽しく変わったりできるのに。むしろそれが自分としては悩みですね。最初は北海道の、本当に地味な病院で医者として診療していたので、たまにマスコミに登場するときだけ、架空《かくう》のキャピキャピした精神科医みたいなイメージでやってたんです。実生活は北海道の病院のほうにあったし、付き合う人も違ったんですが、この稼業《かぎょう》が長くなってくると、編集者の人と友達みたいになってしまったり、「香山リカ」としての発言も、キャピキャピしたサブカル好きの医者というだけじゃなくて、社会問題とか、たまにはシリアスなこともやらなきゃいけなくなったりすると、境目が非常に曖昧《あいまい》になっちゃうんですよね。

五木　いろんな委員会の委員として発言をするときは、どちらでやっておられるんですか。

香山　自分の中でも混在して、はっきり線引きできなくなってるんですよ。でも、仕事のオファーは香山リカに対していただくわけです。個人名でやっている、ただの精神科医だったら、こうやって五木さんにお会いすることもなかったかもしれない。同じ人間なのに、本名だと「誰？　それ」ってなってしまう。それは面白いなと思います。

五木　いま流行りのコスチュームプレイでも、そこへ通う男の子も、そこで仕事をしてる女の子も、もう一つの人格を求めている気がして仕方がないんです。つまり、二つの人格を生きていこうとしている。昔はその二つのもの、たとえば自分の中の欲望を感じつつ、それを恥じるという青春期の苦悩もあって、二つの人格を統一しようとして本を読んだものです。でも、いまは、それぞれを別々に生きようという方向でしょう。これは大丈夫かな、統合できるかな、と思うんですよ。なにか事件が起きると、近所の人は必ず「とてもおとなしい人でした」「いい人でした」って言うでしょう。絶対に、「すごく悪そうな人でした」「不気味でした」という話にはならない。これも、偽っていい人のふりをしていたんではなく、二つの人格を生きていたということだと思うんだけど。

香山　昔は親にも、私がたまにものを書いたりすると、「二兎《にと》を追う者は一兎《いっと》をも得ず」とか、すごく古いことを言われました。たぶん、いくつもの顔を持つとか、そういうことが昔はいけないことだったんじゃないですか。

五木　いまは男女の愛情関係においても、女の操一筋《みさおひとすじ》、というんじゃなくて、セカンドとか、サードとか、それぞれがスペアを用意しているケースも多い。いまの時代に適応して生きていこうと思うと、一筋の道を歩いていくほうが大変なんでしょう。

香山　昔の演歌の歌手って、人生と歌が一致している人が多かったですよね。一生独身で、歌のために命を捧《ささ》げる、歌一筋みたいな生き方をしていた。でも、いまは若いタレントさんでも芸は芸、私生活は私生活、って平気で言いますよね。政治家でも、「私は憲法と結婚した」と言う土井たか子さんのように、政治家としての人生と、私《わたくし》の人生とが全部一致している人は少数派でしょう。小《お》渕《ぶち》優子《ゆうこ》さんみたいに、議員になって、すぐに結婚して子どもが生まれてという、そういう使い分けをうまくやっていくことを、世間もわりと容認してますよね。

五木　そうやって使い分けられる人は大丈夫そうだね。心療内科に行く人も、医者に行くことで、みな患者さんになるんですよ。患者さんというものを仮想する。医者にかかる以上は、自分はよき患者でなきゃいけないって、典型的な患者の像に、自分の身を寄り添わせてしまうんです。

香山　それはありますね。診察《しんさつ》室の中では本当に涙ながらにしゃべっていて、こちらも「あ、これは大変だ」と思って薬を出したりしたら、ちょっとトイレに行こうと思って診察室を出ると、同じ人がうって変わってリラックスした表情で、「今日はちょっと病院来ててさあ」って携帯電話で大きな声でしゃべっている。医者の前で緊張して取り繕《つくろ》うのはしょうがないけれど、あんなに豹変《ひょうへん》しなくても（笑）。

五木　向こうがとくに強く要求していないにもかかわらず、相手の期待度に寄り添おうとする傾向が、いまはひじょうに強いですね。たとえばテレビで街頭インタビューみたいなことをやりますよね。そうすると、渋谷の女の子でもなんでも、期待どおりのことを話すでしょう。相手の期待度への応《こた》え方が、過剰《かじょう》になっている気がします。

ファッションでも、いまの時代はこういうものを求めている、と言われると、抵抗なく一斉にそちらへなびいていく。今年の流行色なんて、昔はそんなものはメーカーやアパレルの連中の陰謀じゃないかと言ってたけど、いまは「今年はこの色」と言われると、ビジネスだとわかっていても、そこに乗る。いまは、そういう流行への乗り方が目立つ。

香山　葛藤《かっとう》もなく、言われるままにやってるのに、鬱になってしまうというのは、ちょっと不思議な気もしますね。たぶん、そのせいで逆に、自分とのあいだにギャップが出てきたりするんでしょうか。自分ではうまく寄り添ってるつもりでも、過剰に適応しすぎていたりして、その結果うまくいかなくなってしまうのかもしれないですね。

崩壊するコミュニティ、病んでいく心

香山　若い頃、小樽《おたる》の病院にいたことがあるんですが、当時、東京で開かれる学会へ来ると、みんな真面目な顔をして「北海道には心を病《や》んでいる人なんかいないでしょう」って言う。どうやら『北の国から』みたいなイメージがあるらしくて。

五木　きれいなところに住んでいるからといって、心を病む人がいないわけが

ないのにね。そういえば、小樽の町外れの崖《がけ》の上に、なんとか御殿《ごてん》っていうのがあるでしょう。

香山　鰊御殿《にしんごてん》ですね。ニシン漁で財を成した地元の豪商の邸宅跡です。山形県酒田《さかた》の豪商、本間家の御殿がモデルなんです。造られた当時は材木の檜《ひのき》や大工を乗せた船が行き来したという。それで同じ造りの大きな御殿が酒田と小樽にあるんですよ。

五木　あれのもっと上のほうがすごい台地になっていて、福井の東尋坊《とうじんぼう》みたいに、周りの景色が全部見渡せるんです。

香山　地元の人はあまり行かないところですね。でも、小樽もこのごろ過疎《かそ》化が著《いちじる》しいです。運河の倉庫のところにだけ観光バスがバーッと来て、見終わったらまた、客を乗せて帰るだけで。

五木　倉庫群の横の運河を埋め立てて、高速道路を造る計画があったとき、僕に反対運動に加わってくれと、地元の若い青年たちがやってきた。「古い運河と倉庫地帯をつぶして、高速道路にするのに反対している」と言うから、僕は「いや、それもちょっとどうかと思う」って言ったんです。もともと小樽のあたりは、先住民族の人たちにとって狩猟と漁労の楽天地だった。そこへ明治以来、日本の近代資本が入り込んできて、缶詰工場とか港湾とか、ものすごい大開発をやった。その結果が、あの倉庫街ですからね。

いまは街灯が点《つ》いたりして、なかなか風情《ふぜい》があるけれど、小林多喜二《こばやしたきじ》の小説なんかを読むと悲惨だった。運河はその当時にしてみれば、高速道路みたいなものでしょう。そう言ったら、怒って帰ってしまったけど。

香山　三十年くらい前は、あのあたりはまったく観光地化されてなくて、ドブ川みたいだったんです。全部を埋め立てて高速道路にするはずだったんですが、女性たちを中心に反対運動が起きて、日本の市民運動のなかではわりと早い時期に、環境を守れということをやった。それで結局、運河を半分だけ残して、半分を高速道路にしたんです。

五木 小樽の倉庫群は加賀《かが》商人が造ってるんです。金沢とかあのへんの商人たちが、いまも残っているあの倉庫群を造った。明治時代に鉄道ができて、北前《きたまえ》船《ぶね》がダメになる。それで北前船の廻船《かいせん》問屋の資本家たちが、どうしようと相談して、これから先は金融ビジネスだ、といって小樽へ進出してきて、信用金庫や銀行、証券会社などをつくった。

香山 北のウォール街とまで呼ばれたとか。

五木 北海道では、クリーニング屋とかコーヒー屋さんとか、新しいものは全部、函館《はこだて》か小樽から始まった。札幌《さっぽろ》はうんとあとです。そういう意味では小樽の人はプライドが高いんだけど、最近は、いまひとつ元気がないですね。僕はそういう経済の話と、人の心はすごく深く関わってる気がするんです。地域が活性化しているときは一種の躁《そう》状態で、みんな気持ちがうきうきしている。過疎化してくれば当然、気持ちが沈んできます。

香山　ある社会学者が、東京と地方の遊びを比較検討しようと思って、長崎の五島列島に出かけていった。五島の小学生の遊びと、東京の多摩の小学生の遊びとを、ものすごく時間かけて比較検討してみたら、結局、どちらも「ポケモン」が一位で、好きなものは「アンパンマン」。全然差が出なかったそうです。

五木　アメリカのミステリーを読んでいても、ニューヨークの親が、子どもから頼まれて「ポケモン」を買わなきゃいけない、って嘆いている。世界中一緒になっているんですよ。

香山　子どもの目に入る風景は、たしかに画一化していますね。テレビを観《み》て、コンビニに行って、DVDを借りてっていう、点と線だけになっている。コンビニに行けば同じお菓子と雑誌があるし、TSUTAYAへ行けば同じDVD

がある。そのあいだに、たしかに海とか山とかも通るけれど、頭の脳内風景はメディアがつくっているから、たぶん日本中どこでも同じになってしまう。

五木　最近になって痛烈に感じるのは地域間格差です。このあいだ、ある山陰の町に行って駅に降りたら、駅前が無人なんですよ。話を聞いてみたら、有名デパートが撤退するという。県庁所在地なのに、デパートのない町になるといって、町の人がものすごく嘆いている。そのぐらい、本当に人がいない。そうなると、若い人たちがテレビで観ている原宿《はらじゅく》とか歌舞伎町《かぶきちょう》、渋谷《しぶや》の賑《にぎ》わいに比べて、目を転じて現実を見たときに、これはなんだ、ということになる。

香山　若い人がものを買うとき、最近はすぐにインターネットのアマゾンとか楽天とか、そういうところに注文するようになっているから、目に入らないのかもしれない。でも、ある年齢より上の人にとっては、デパートがなくなるのは大変なことでしょうね。

五木 秋田県は、人口十万人あたりの自殺者数が日本一だといわれていて、そのことに地元ではすごく危機感を持っているんです。秋田は人情も豊かだし、風光明媚《ふうこうめいび》で資源も豊富で、とても住みやすいところなんですけどね。

香山 米どころでもありますしね。米ができるところは、本来は経済的にも豊かなはずです。

五木 美味《おい》しいお酒もあるし、のんびりしてる。それなのになぜ、自殺者が多いんだろうと不思議に思っていたんですが、実は秋田は、離村《りそん》率も日本でいちばん高いんですね。あの家もいなくなった、この家もいなくなった。櫛《くし》の歯が欠けるように人がいなくなって、コミュニティがどんどん崩壊している。そういう時代背景や地域の問題と、うつ病の問題はおそらく重なっている気がするんですが。

香山 そうだと思います。でもいまの診断基準だとそこは見落とされてしまう。

五木　僕は、自殺と鬱的な傾向とを結びつけて、行政的に対処していこうという方向には反対なんです。シンポジウムにあわせて、地元のメディアでは「命を大切に」というキャンペーンをやっていた。行政も相談室をつくったり、秋田大学で自殺予防の研究が始まっています。学校でも道徳教育で命の大切さを教えようとか、いろいろ熱心にやっている。地方はすぐに中央に右へならえする。ところがいっこうに効果が上がらない。それで結局、最後はお寺にお鉢《はち》が回ってきた。

そこで、ある地域では曹洞宗《そうとうしゅう》の青年部の人たちがすごく頑張って、シンポジウムを開催するなど、いろんな活動を始めて三年になる。それで去年、一昨年はその地域で自殺が一件もなかったんです。小さな集落なんだけど、それまではだいたい年間五、六件あった。

香山　高齢者の自殺の場合、いわゆる独居老人より、家族と同居してる方で、もう迷惑かけたくない、というほうが多いんです。

五木　家族に迷惑をかけたくない、という。昔だったら『楢山節考《ならやまぶしこう》』に出てくるような姥捨山《うばすてやま》があって、「もうそろそろお山に行きたい」って言えたけれど、いまは年寄りがものすごく気を遣《つか》っているんです。

香山　東北の方って、必ず「田舎《いなか》なのでなにもありませんが」とか、「粗末なものでお口に合わないでしょうが」と言ってものを勧めますよね。謙虚というか、悪く言えば自己卑下的に聞こえてしまう。

五木　九州の人間は絶対に言わないね。「美味しかよー、もうこれ食べたら東京のもん食べられんばい」とか、「八女《やめ》のお茶は日本一だから」とか、自慢ばかりする（笑）。

香山　だからといって、「ほんとにまずいですね」と言ってほしいわけではない。そんなところにも感情のありようの複雑さを感じますね。

五木　白河《しらかわ》の関から向こうは蝦夷《えみし》の国とされてきたんですね。もともと稲作に適した土地ではないのに、一生懸命頑張って、あの気候の悪いところで米をつくるようになった。

東北人のなかには、どこかに屈折した心境がある。蝦夷といわれて、水沢《みずさわ》のあたりに砦《とりで》を築いたのが打ち破られて、都から征夷《せいい》大将軍の坂上田村麻呂《さかのうえのたむらまろ》がやってくる。東北では坂上田村麻呂は英雄だったこともある。アテルイというレジスタンスの闘士もいながら、大和《やまと》朝廷の英雄を自分たちの英雄として神社に祀《まつ》ったりする。東国の人たちは、心の底では近畿《きんき》、大和に向けて、ものすごく強い複雑な心情を持っている。個人の心理の背景に、歴史というものも、大きなバックグラウンドとしてあるんです。

自殺は単なる「一人の死」ではない

五木 非常に素朴な質問なんですが、よく「『自殺する』って言う人は自殺しない」といいますね。そういう説と、「『自殺する』と言うのは予告なんだから、放《ほう》っておくと本当に自殺しかねない」という説と、二通りありますが、どちらが正しいでしょう。

香山 「自殺する」って周囲に言う人たちの多くは、助けてほしいとか、自分に注目を集めたいという目的で言ってるんだと思います。ただ、その人たちは往々にして死ぬ真似事《まねごと》をするので、そのときに誤って死んでしまうケースがすごく多い。本気では死にたくなかったか、どっちでもいいや、って思っていて、結果として死んでしまう。本当に信念を持って死ぬ人は、かえって「死ぬ」とは言わないケースが多いですね。

五木　そうなると、「もう死んじゃいたい」とか言われたときに、どう対応したらいいんでしょう。「なにを言ってるんだ。冗談じゃない」と言うべきか、突き放して「好きにすれば」って言うべきなのか。

香山　「好きにすれば」と言うのは、やっぱりよくないですね。

五木　自殺は遺《のこ》された人に大きな心的傷害を残すでしょう。

香山　ええ、ほとんどのケースで、遺された家族は崩壊してしまいます。痛手を乗り越えて仲良くやっていく人もいますけれど、多くの場合、「あんたが悪いから死んでしまった」と言って、罪をお互いになすりつけあうようになる。結局、家族がうまくいかなくなるケースが多いですね。

五木　知人の高校時代の同級生で、お互いにトップを競ってたほどの女性が、二十年ぐらい前、夜中の三時頃にいつも電話をかけてきて、なかなか電話を切らない。知人は、なんか言いたいんだろうな、と思っていたけれど、あるとき、「今日は遅いから、また明日ゆっくり話しましょう」って言って電話を切った。そうしたら、彼女はその後すぐに自殺してしまった。

子どもさんに適応障害があって、旦那《だんな》さんがそのことを問題にしてくれないというので、すごく悩んでいたらしい。それで知人は、あのとき朝の六時でも七時でも、自分がずっと話し相手になっていたら、彼女は死ななかったかもしれないって、いつまでも罪悪感がトラウマになって残って、いまでも言うわけです。私は、それは関係ないよ、君が何時まで話そうと、結果は変わらなかったと言うんですが、自殺はそうやって、周りの人に傷痕《きずあと》をいっぱい残すんですよね。

香山　自分や同僚が主治医をしている患者さんが自殺してしまうことが、ごく稀《まれ》にですけどあります。そういうときはとにかく、「それはあなたのせいじゃない」とか、「他の人が主治医でも同じだったよ」とか、まずフォローします。そこで引きずっていたら、こちらもプロとしてはやっぱり問題なので、なるべく距離を置いて考えるようにはしています。

ただ、私はそういう経験はないですけど、なかにはお医者さんが言った一言で「先生、なんでそんなこと言うの？」って、バーッと走っていって、そのまま飛び降りて死んでしまったという人もいる。そうなると、本当に自分が殺したような気持ちになってしまいますよね。

五木　遺族の心のケアは自殺防止と同じぐらい重要な問題です。父親が首を吊《つ》って死んだりすると、遺された子どもが「お前の父ちゃんは首吊って死んだ」とみんなにはやされて、転校せざるをえなくなる。二度、三度と転校することになったり、縁談が急に取り消しになったり、内定してた就職が取り消されたりする。お見合いのときに「あそこのお兄さんは自殺した」なんてことが噂《うわさ》になったら、絶対減点ですから。田舎のほうへ行くと、三十年経っても「あそこのうちのあれは首吊って死んだ」というかたちで、ずっとついて回る。

そういう自殺差別を受ける遺族の数が、親族や関係者全部をあわせ年間で七万人を下らない。それが年々積み重なっていくわけで、新しい差別がこの日本社会にどんどんできつつある。自殺は新たな差別を生む、という視点から見なきゃいけない。それで、昔NPOで交通遺児の会を熱心にやっていた人たちが、最近は自殺遺児の会というのを始めているそうですね。

香山　「足長おじさんの会」などですね。自殺遺児には差別だけではなく、いろんな問題が起きてきます。自分が節目《ふしめ》の年齢になるたびに、自分も親と同じように自殺してしまうんじゃないか、という不安が起きたり、なぜ救えなかったんだろうという後悔で、自分を責めたりとか。

五木　自分の父親が自殺したことを、恋人にカミングアウトできるかっていう相談がありました。なかなか言いづらかった、と。自殺というのは、人口が一人減るだけの問題じゃない。非常に大きな社会的な問題を生むんです。

香山　最近十代とか二十代の若い子が、自分が自殺したら、自分をひどい目に遭《あ》わせた友だちや先生が泣いて、葬式で謝《あやま》ってくれたりするだろう、というファンタジーを持っている。そのために自殺してやる、という人がよくいるんですよ。いじめっ子が後悔して、「ごめんなさい、ごめんなさい」とか言うところを見たい、って。でも、いじめっ子が本当に泣くかどうかなんてわからないし、そもそも死んじゃったら、どうやってそれを見るのか。

私は、本当にそんな理由で死んじゃっていいの、って言うんです。でも、死んでも自分の魂《たましい》が残って、他の人が泣くのを見られるんじゃないかっていう空想は、実際にものすごく広がっている。

五木　まさに『千の風になって』という歌の世界ですね。

香山 「私のお墓の前で」なんていう暗い歌詞の歌を、一万人もの人が一緒に歌ったりするなんて、よく考えたらものすごいことですよね。

五木 あれにはちょっと抵抗がある人たちもいるようですね。NHKの全国高校合唱コンクールで課題曲の歌詞を頼まれて、プロデューサーからは「そして未来へ」というのが合言葉だから、高校生たちが勇気と希望を持てるような歌詞にしてください、と言われたんです。でも僕は、それは違うんじゃないか、「悲しみを抱きしめて」というのではダメかと聞いたら、困った顔をする（笑）。でも、このコンクールは、全国の高校生、中学生が参加する合唱の甲子園みたいなものだから、ぜひやらなければと思って、一生懸命に書いたんですが。

いまは人々が未来を見るんじゃなくて、過去や失われた人のことを偲《しの》ぶ、レクイエムの時代に入ってきたのではないか。これからは励ましや喜びの歌よりも、死者を弔《とむら》う慰めの歌が欲しいという人が増えてくると思います。

高齢期のメランコリーを乗り越えるために

五木　「百歳時代」という言葉も生まれるほど、これから日本は高齢化の時代を迎えていきます。そうすると五十歳とか六十歳以後の、いわゆる高齢期の時間がものすごく長くなるでしょう。年を重ねていくと、やはりメランコリーの症状が出てきます。昔であれば長生きする特殊な人の例だったけれど、これからはみんなが直面する問題だと思うんです。そこをどう乗り越えていくか。

香山　今年から医療制度が変わって、七十五歳以上を「後期高齢者」というようになりました。七十五歳以上を新老人と名づけた、「新老人の会」という組織もできています。それは本当に素晴らしいと思うんですが、新老人の条件というのがいろいろあって、新しい趣味を持てとか、社会参加しろとか、とにかくパワフルにやらないと、その条件を満たさないんです。

五木 僕はいま七十五歳ですから、ちょうど後期の入口です。百歳までのあと二十五年をどう過ごすかということは考えます。林住期《りんじゅうき》の次、いわば遊行期《ゆぎょうき》ですね。

この年になると、結婚式の招待状よりは葬式のほうが通知が増えてくるわけで、これはやっぱり嫌なものです。ああ、あの人も亡くなったか、この人も欠けたか、という、その気持ちをどうしていくか。周りの友だちが減っていって、弔辞《ちょうじ》を読んでくれる人もいなくなると思って、それで気持ちを明るくしていろというほうが無理です。

『暴走老人!』（藤原智美著）という本が評判になっていますが、年を取ると辛抱《しんぼう》がきかなくなるというのも本当です。暴走する老人が増えてくるとどうなるか。おそらく世代的に階級ができてくるでしょう。本当はいろんな世代が雑居してるほうがいいんです。でもこれからは、若者の行く店、高齢の人たちの集まる店、というふうに分かれてくる。若葉マークじゃないけれど、そういうマークが付いて、同じ年頃の人たちばかりが集まるというのはよくない。

香山　私の父親も七十五歳を過ぎたので、その「新老人の会」に入会したんですが、「できない、こんなふうにはできない」と言って落ち込むばかりで。こりゃ勧めたのはまずかったなと思って「誰もがこんなにパワフルにできるわけないんだから」って慰めているんです。私にしたって、百歳まで社会参加をなんて言われたら、あと五十年も六十年も働かなきゃいけない。冗談じゃないよね、って（笑）。

五木　このところよく、アンチエイジングというけれど、年齢や歳月は決してアンチなんてできないんですよ。かつて中国では、お金持ちの老人のためには竜宮城のような阿片窟《アヘンくつ》、貧しい人たちには九龍城《きゅうりゅうじょう》の地下のような暗黒のなかに阿片吸引場があった。金を持ってる連中はきれいなホステスさんに囲まれて、マッサージを受けながら阿片を吸って、なんともいえない楽しい気持ちで死を迎える。貧しい人は地下の最低の阿片窟の中でうっとりと息絶える。

香山 ちょっと憧《あこが》れますね（笑）。

五木 そうでしょ（笑）。とにかく両方とも、最期《さいご》を迎えるときまで誰かと一緒にいられた。それはそれで、幸せなことだと思うんです。こんなふうに、ちょっと手を触られてるだけでも、なんともいえない快感が増幅《ぞうふく》されていくなかで、夢ともうつつともなく死んでいく。阿片を吸ってると、ものを食べないらしい。最終的には草木が枯れていくように自然死する。だからこそ、彼らには晩年にはそこへ行くという楽しみがあったわけです。

病院でしょっちゅう点滴をやらされたり、胃カメラを呑《の》まされたりするより、よっぽどいい。あれはあれで、中国四千年の知恵だったと思うんですが。

高齢者が多い世の中になると、メディアも変わらざるをえないと思いますよ。たとえばテレビは典型的な「躁」のメディアです。でも僕は、テレビの時代はもうすぐ終わると思う。いま『ラジオ深夜便』という夜中の番組をやっていますが、ラジオもビートたけしが活躍するような時代から、年寄りが陰々滅々《いんいんめつめつ》と、人生について語るような番組が多くなっていく（笑）。

香山　いま、ラジオを聴きたいという人は増えているんですか。

五木　増えていますね。話し言葉だと、そのまま入ってくるんですよ。話し言葉は活字と違って、肉声そのもので、たんなる意味の伝達ではないんです。『ラジオ深夜便』にはリスナーが五百万いるといわれている。その人たちは、五木さんはいい話をする、というんじゃないんです。五木さんの声が好きだっていう。肉体的にこう、触られている感じがするんでしょうね。

夜中の三時頃に目が覚めて、起きあがると家族から「こんな朝早くからなにしてるの」って叱られてしまうような孤独な老人たちが、イヤホンでラジオを聴いてると、語り手の息が耳に触っているように感じられるんじゃないか。ラジオもそういう、人に触るようなメディアになってきたと考えると面白い。

香山 自分一人だけにささやいてもらっているような。

五木 昔はNHKなどでは、ラジオのアナウンサーの息継ぎの音が嫌だと言われて、すごく直されたんですよ。ところが最近は、息継ぎのときの、あの「スッ」というのが好きだという人がいる。アナウンサーの声も、透明で正確に発音するというより、肉体の実存を感じさせるような声のほうが、深夜放送には向いている。昼間は別ですよ。ニュースを読むときは、やっぱり言語明瞭《めいりよう》じゃなきゃいけないから。

この間、泉鏡花《いずみきようか》文学賞の授賞式があって、立松和平《たてまつわへい》さんと会ったんです。立松さんは授賞式で涙ぐんで絶句した。泉鏡花賞を三十四年間やって、泣いた受賞者をはじめて見ました。立松さんは『道元禅師《どうげんぜんじ》』を六年かかって書き上げた。文壇ではなかなか評価されないけど、大事な仕事ですよ。昔は寺山修司《てらやましゅうじ》、立松和平、五木寛之が「三大方言作家」っていわれていたんです。もちろん授賞式のスピーチでもなまっていた。でも立松さんは、自分では全然なまってると思ってない（笑）。本当におかしいんだけど、あれがいいんですよ。

あらゆるものは変化していく

香山　五木さんは、心の優しい人が鬱になるとおっしゃるけれど、その一方で、いまの人が打たれ弱くなったり、傷つきやすくなっている傾向もあると思われますか。

五木　ある中学校の校長先生と話していたら、最近は朝礼の話を三分以内でまとめるように努力してるんです、とおっしゃる。なぜ三分以内ですかと訊ねたら、五分話をすると生徒がバタバタ倒れるんだって。たった五分の時間、立って人の話を聞いていられないんだから、弱くなってるような気がします。

香山　いまに先生も倒れるんじゃないですか（笑）。

五木　子どもたちだけじゃなく、大人もひっくるめて、肉体的にも精神的にも耐性が弱まっていますね。病原菌《びょうげんきん》ばかりが強くなって、人間が弱くなってきている。

香山　それはやはり、豊かな社会になったから、ということでしょうか。

五木　多田富雄《ただとみお》さんが、O－157の食中毒が流行したときに、同じ給食を食べていても食中毒を起こす小学生と起こさない子がいた、なにが違ったかというと、たぶん免疫力《めんえきりょく》の違いだろうとおっしゃっていた。普段からちゃんと手を洗って、清潔に暮らしている子はだいたい免疫力が弱くて、食中毒になっちゃうという。

香山　それと同じで、心の免疫力というのもありそうですね。何年か前に兵庫県の豊岡市《とよおか》で、台風が通過して、何十人かを乗せた観光バスが水没した事件があったでしょう。もう社会を引退した方たちの親睦会《しんぼく》かなにかの帰りで、車の屋根の上に立って、一昼夜を歌って過ごしたという。あれはおそらく、いまの若者だったら耐えられないでしょうね。あの世代だからこそ、みんなで励まし合って、乗り切れたんじゃないかと思うんです。

でも人間って、豊かで快適な生活を一度覚えたら、なかなかそこから後戻りできないものでしょう。

五木　昔に戻れという説もありますけど、僕は戻れるとは思いません。このあいだ、山口へ行ったんですよ。地元で有名な古い旅館に泊まって、火鉢《ひばち》しかないので寒いって言ったら、仲居《なかい》さんに叱られた。「昔の山口中学の生徒は、冬も靴下なんか絶対はかなかった」って。そりゃそうだろうけど、いまは時代が違うって言ったんです（笑）。

香山 教育に関係した政府の審議会に行くと、年配の有識者はみんな「昔は子どもはもっとたくましかった」とか、「野山を駆け巡ったものだ」って言うんです。

その話を聞かされて思うのは、じゃあ昔は少年犯罪を起こす子どもはいなかったのか、野山を駆け巡った子どもが、大人になってから悪いことをしているかもしれないじゃないか、ということなんです。その話をしてる人は、野山を駆け巡った結果、たまたまいまは成功して大学教授になってよかったかもしれない。でも、その体験をいまの子どもに強制的に勧めても、とても効果があるとは思えないんです。

五木 時代は必ず変化していくんです。仏陀《ぶつだ》の認識のなかでも、すべてのものは変化するんだという考え方は、ひじょうに説得力がありますね。あらゆるものは変化していく、常なるものはない、という決然たる確信は、そのとおりだなと思うんです。

香山　時代や社会にも、賞味期限みたいなものがある気がしますね。

五木　どんな文明にも賞味期限があります。世の中がだんだん劣化していくのは、歴史上、いつの時代もあることです。むしろ、いったん音を立てて崩れたほうが、また生まれ直すことができるんじゃないか。僕は再生のためには、いっぺん崩壊しなきゃいけないと思っているんですよ。

人間も、年を取ると心身ともに硬くなってくるでしょう。一生懸命生きてきた人間が、なんで後半生になってこんなに苦しまなければならないのか。本当なら、ご褒美《ほうび》をもらえて、どんどんよくなっていってもいいのに、僕は不思議で仕方がない。

宗教の起源は、そういう悲嘆に対して、「目に見えるところではそうだけども、見えないところではちゃんとご褒美があるんだよ」っていう、すごくプリミティブな感覚から出発しているのかもしれません。

第三部

「鬱の思想」を生きる

すべての衆生の救済を誓った仏も、
人々の苦しみをとりのぞくことはできない。
それを嘆くのが慈悲の「悲」の感情だ。
いま「鬱」を感じている人たちは、
「悲」の顔をした仏の心の持ち主なのではないか。

——五木

雪は「美」か、「病んだ自然」か

五木　国立新美術館でやっていたモネ展を見に行ったんです。本当に、世界中のモネの作品が集まっているぐらいの大きな展覧会。モネというと、睡蓮《すいれん》ばかり描《か》いていたように思っていました。ところが、筑豊《ちくほう》の労働者を描いてるような絵がいっぱいあり、キュビスムみたいな激しい絵もあって、睡蓮を描いていたのは、そのなかのごく一時期だけなんですね。

香山　ああ、それは知りませんでした。

五木　展示のなかに雪景色《ゆきげしき》を描いた絵があって、その解説を読んで知ったんですが、モネははじめて雪を美の対象として描いた西洋画家なんですって。

それまで雪は、ヨーロッパでは「病《や》んだ自然」と呼ばれていたという。雪は嫌なもの、汚れたもの、ようするに自然を損ねるものとして捉《とら》えられていた。そのなかではじめて、モネが雪の美というのを表現したという。日本人は雪景色とかそういうものを、浮世絵とかで昔からずいぶん見てきたけど、ヨーロッパではそもそも、自然を美しいものとして見るというのが、ルネッサンス後なんですね。雪は「病んだ自然」である、という観念があったというのを知って、僕はびっくりしたんです。

香山　ドイツにフリードリヒという画家がいて、その人がうつ病だったことははっきりしてるんですが、彼はやっぱり、雪の絵がものすごく多いんですよ。荒涼としたドイツの岩山に教会が建ってるとか、それは本当に寒々しい絵で。

五木　まさに病んだ自然として描いている。

香山　そうです。自分の病んだ心象風景として、雪とか氷山とか、そのなかに難破船が浮かんでる絵とか、すごく迫力があって、とても私は好きなんです。

でもたしかに、あれは自然の美を描いた絵ではないですね。

五木　ヨーロッパの人たちにとって、自然は人間と対立するものですから、雪は人間の活動を疎外《そがい》する、病んだ自然だったんですね。それで僕はふと思い立って、ヴェルレーヌの「巷《ちまた》に雨の降るごとく　我が心にも雨が降る」っていう詩があるでしょう、あれを読み直したんです。昔はとてもきれいな詩だなと思って、ロマンチックに読んでたんですが、いま読み直すと、「巷に雨の降るごとく　我が心にも雨が降る」なんて、雨は嫌だって、もう鬱々《うつうつ》たる気分を歌ったものなんですね。あれは感傷ではなくて、最悪の状況だったんだと（笑）。

でも日本人は、雨や雪に対してものすごくたくさんの表現があって、それらを美として味わうという傾向を昔から持っていますね。自然に対してアニミズム的に、親しいものとして見るという。

香山　清少納言《せいしょうなごん》の時代から、いとをかし、みたいなね（笑）。それこそ、一神教的な神がいて、神の罰だみたいなふうには、日本人は思わないから。雨や雪も、花鳥風月《かちょうふうげつ》と同じに捉えられていたんでしょうね。

五木　俳句的な自然の見方も、僕はとても好きなんです。雨にしても雪にしても風にしても、それぞれのなかに、いいなと思えるものがある。

香山　蕪村《ぶそん》の句で、「愁《うれ》ひつつ　岡にのぼれば　花いばら」っていうのがすごく好きなんです。あの、なんとなく憂愁《ゆうしゅう》というか、青春の悶々《もんもん》とした気持ちのまま岡に登って、ふと見るとそこに花いばらがあるっていう。ああいうのは、とくに暗い鬱《うつ》の歌ということではなくて、そういう感覚を日本人は自然に持ってたんだ、って。

五木　ああ、ありますね、「愁ひつつ　岡にのぼれば　花いばら」。僕は、芭蕉《ばしょう》の「よく見れば　なずな花咲く　垣根かな」っていう句が好きです。ああきれいだ、とか、うれしいとか、そういうふうに思う気持ちが、いま、とても大事なんだろうね。

ヨーロッパやアメリカでも、俳句が少しずつ流行《はや》っている。嵐山光三郎《あらしやまこうざぶろう》さんの話なんですけど、「古池や　蛙《かわず》飛び込む　水の音」という芭蕉の句をアメリカの作家が訳していて、その話を大学でやってたときに、学生から質問があった。「先生、その蛙《かえる》は単数ですか、複数ですか」って（笑）。それはとても論理的な考え方ですね。「古池や　蛙飛び込む　水の音」の蛙が、一匹か多数か。感性ってやっぱり違うと思いました。

香山　蛙が何匹も一斉に飛び込んだらシュールですね（笑）。

五木　いまの日本の医学は当然のことながら、西洋医学の系統を引いているわけだけど、これだけ患者のメンタリティが違ってるからには、ある意味では西洋医学でも漢方でもなくて、「日方《にっぽう》」というものがないといけない。漢方も、中国の漢方と韓国の韓方では相当違うみたいですよ。高麗人参《こうらいにんじん》なんか使うのは韓国の韓方ですから。日本で一般にいわれてる漢方は、非常に古くに日本に入ってきた資料などを基《もと》にして、日本人がいろいろと経験によって積み上げてきたもので、純粋な漢方ではないといわれています。

言葉の力がもたらす奇跡

五木　最近、コピーの力はすごいと思ったのは、安達千夏《あだちちか》さんの『モルヒネ』という小説の宣伝文句です。この本は最初に出たとき、全然受けなかったらしい。ところが、お茶の水のある書店でだけ妙に売れているので、出版社の人が覗《のぞ》きに行ったら、「うずくまって泣きました」という書店員の書いたＰＯＰが立っていた。「うずくまって泣きました」っていうのは、とてもいい。「号泣しました」じゃなくて、「うずくまって」というと、猫背《ねこぜ》になって「うーっ」とやっている感じがする。「これだ」というので、全国にそのPOPを配って歩いたら、すごく売れたそうです。

「うずくまって泣きました」という言葉がイメージを喚起《かんき》する力もすごいし、いまの若い人も、「うずくまって」という言葉に触発される感覚を持っている。一行のコピーが小説の死命を制するということが起こるとしたら、言葉にはまだ力があるんですね。

香山　この対談のPOPも書いていただきましょうか（笑）。

五木　作家の夏樹《なつき》静子《しずこ》さんがずいぶん長いあいだ腰痛《ようつう》で苦しんでおられて、どんな治療をしてもよくならなかったのが、あるお医者さんに、「第一線の作家として活躍しなくてもいいじゃないか」って言われて断筆を決意した直後に腰痛が治ったという。だから心療《しんりよう》内科だけじゃなくて、心療外科というものもありうる。腰痛は実は、精神的な要素が本当に大きいんです。

香山　そうですね。治りにくい頭痛や肩のこり、腰痛のほとんどは、心理的な原因によると思います。

五木　「百寺巡礼《ひゃくじじゅんれい》」の旅をやったとき、金色堂《こんじきどう》で有名な中尊寺《ちゅうそんじ》に行ったら、途中にすごい坂があると聞いて、それだけで行くのが嫌になったんです。ちょうど腰が痛くて、どうも行けないかもしれないと言っていたら、その坂の写真と手紙を送ってくれた人がいた。「坂といってもだらだらの坂で、坂道という程度です」と書いてあって、それでなんとか行けるようになった（笑）。

心の中で行きたくないと思ってると腰痛になっちゃうし、これなら大丈夫と思えば、腰もよくなるんです。キリストについて書かれたものを読んでいると、足萎《あしな》えを立たしめた、とか書いてあるでしょう。でも実際、立てなかった人が立てたというのはありえますね。宗教の布教の第一歩は、だいたい治療みたいなところから始まっている。

香山 キリストの起こした奇跡のような。

五木 そう、奇跡のような治療。盲《めし》いたる者に「見よ、光を」と言ったら見えたとか。そういうことはありうるわけです。ある意味で心療内科や心療外科は、とても現実的な医療の未来じゃないかと思うときがあります。いまの世の中はやはり病気です。このごろ身に沁《し》みて、それがよくわかる。

歴史は熱狂と閉塞を繰り返してきた

五木 戦争中の日本人は全員が躁《そう》状態でした。朝日新聞でも最近になって自己検証をやっていますが、よく「軍部が暴走して中国に進出した」などというけれど、軍部の暴走は、自分たちには国民的支持があるという実感からきているんです。南京《ナンキン》攻略の必要はないと軍が言っているのに、マスコミが煽《あお》って、プロレスの記事みたいに「南京攻略目前」などとスクープ合戦《がっせん》をした。大きな白抜きの見出しを出す新聞ほど売れて、朝日新聞はそれで大きく伸びた。

国民が熱狂したせいで、南京の城郭《じょうかく》の一部に兵隊が取り付いただけの時点で「南京占領」というニュースが出た。その日のことは、まざまざと覚えていますよ。僕は小学校に上がる前だったけど、花電車が出て、市街電車が全部ネオンサインを点《つ》けて、提灯《ちょうちん》行列が始まった。町の人だけじゃなく、すべての人が万歳を連呼しながら市内を練り歩いた。ちょっと気が狂ったような興奮状態でした。

香山　まさに群集心理ですね。

五木　そういう感じが現地にも伝わって、近衛《このえ》首相などいろんな政治家が優柔不断なことを言っているが、国民の支持は我にあり、と軍部は思ってしまった。それから軍は政府の意見を無視して独走していくんです。ですからあれは半分は熱狂した国民の責任であり、それを煽ったメディアの責任だと思います。当時の日本人は躁状態がほとんどで、そのなかにごくわずかだけ、永井荷風《ながいかふう》のように鬱の人がいたんです。

香山 そういう狂騒状態はナチス・ドイツも同じだといわれてますよね。ナチスが主導したというより、国民の側が熱狂した。ナチスは総選挙に勝つことで独裁への足場を固め、それを煽ったのはラジオのような大衆メディア、ポスター、あとは映画ですね。

五木 レニ・リーフェンシュタールという女性監督が、ナチスのPR映画を撮ってね。

香山 誰かが主導したというより、国民が期待しているから軍部がやる、軍部がやるからメディアが報道する、というふうに、歯車のように循環して、みんなで狂騒状態になっていく。そういうことは、人間の歴史の上で、しばしば起ることなんでしょうか。

五木　僕はやはりメディアの罪が大きいと思いますね。昔のお伊勢《いせ》参りも、いわば集団ヒステリーみたいなものでした。ただ、お伊勢参りでは口コミでヒステリーが伝播《でんぱ》したけれど、南京陥落《かんらく》のニュースは、ラジオや新聞といったメディアによって北海道から九州まで一日でバーッと伝わって、全国的に狂騒状態が広がった。いまふり返ると、熱に浮かされたような躁状態だったとわかるんです。

香山　でもメディアの送り手も、自分たちが主導しているという意識はまったくなくて、いまでも国民が望んでるから報道しているつもりなんだと思うんです。私もたまにテレビの仕事をしますが、ワイドショーなどでコメンテーターをするとき、たとえばボクシングの亀田《かめだ》兄弟のことをしつこくやると、その瞬間にバーッと視聴率のグラフが上がる。やめるとまたバーッと下がる。毎分視聴率というんですが、それが目に見えてわかる。テレビ局の人は「民族大移動が目に見える」って言っています。彼らも亀田のことを報道したくてやっているのではなくて、視聴者が観《み》たがっているから、提供する義務があると思っている。

五木　そこがメディアの怖いところなんですよ。発言をしてるときに、即時に視聴者の熱狂が捉えられてしまう。亀田兄弟の言動を批判したら、視聴率がパーッと上がったことが即時にわかるのってすごいと思う。そういうなかで起こる躁状態というのは、個々人の病気というよりは、社会全体の問題でしょう。

香山　日本でもドイツでも、そういう狂騒の時代の前には非常に退屈な時代とか、豊かだけれど、みんなが閉塞《へいそく》感を持ってる時代があったといわれてますよね。

五木　芥川龍之介《あくたがわりゅうのすけ》が「漠然たる不安」とかいって昭和二年（一九二七年）に自

殺する。そういう時代があって、それから世界恐慌《きょうこう》のあとの不況で失業が増加し、労働争議が続出する。昭和七年（一九三二）には五・一五事件があって、ものすごい不安な時代ですね。そうした時代の閉塞を打破するために、国民の噴出するようなエネルギー、僕は鬱のエネルギーといってるのだけれど、それが外へ向かって暴走した。そういう感じを受けるんです。

香山　鬱のことをいろいろ調べてみたら、ヨーロッパでもこれまで、何度かそういう波というのがあったようですね。たとえば十七世紀頃のヨーロッパでは、「ノスタルジー」は病気の名前だった。「郷愁《きょうしゅう》病」といって、ヨーロッパ各地に傭兵《ようへい》として派遣されたスイスの兵士が、スイスの風土が恋しくて、だんだん元気がなくなっていく病気だったらしいです。

五木　へえ。いまでいうとホームシックか。

香山　そうですね。でも重症になると、ものが食べられなくなって、最後には死に至る人もいたようです。それで、これはもう一種の病気だということで、ノスタルジーという病名がつけられた。やがてこの病気はスイス人だけじゃなく、一般の人もかかりうることが知られて、ナポレオン軍で遠征に行った人たちも、たくさんこの病気にかかった。一時は伝染病だと思われてたらしいんですね。

五木　心の病気が伝染することはありえますね。

香山　イギリスにも、イングリッシュ・ヴェイパーズ、つまり「英国病」というものがあったようです。英国の人たちが生きる悩みから、だんだん抑鬱《よくうつ》的になっていく。これも流行病《はやりやまい》だと思われていて、しかも、ちょっといまのひきこもりみたいなところがあった。イギリスから出て外国を旅行すれば治ると、イタリアに連れて行かれたりするのを、じっと耐えていたらしいんです。でもこの病気も、フランス革命が起きたらすべて終わったらしい。治ったというより、もうそんなことを言ってられない、ということでしょうね。でもフランス革命の熱狂の前段階として、「郷愁病」とか「英国病」といった、なんとなく憂鬱《ゆううつ》という気分がずっとあったらしいんですね。

五木　いまの話で思い出すのは、僕らが学生の頃にすごくよく歌われた『バルカンの星の下に』という歌があった。すごくいいメロディで僕は大好きなんですが、それは「黒き瞳いずこ　わがふるさといずこ　ここは遠きブルガリア　ドナウの彼方《かなた》」という歌詞なんです。第二次世界大戦で、いろんな故郷から出てきたロシアの兵士が、バルカン半島まで追いやられてきて、そこでふるさとを思う歌なんですね。ノスタルジーという一種のホームシックを癒《いや》すのは、やはり歌声だった。この歌を歌って彼らは耐えた。歌というのは、すごく大きな力を持っているんです。

香山　「郷愁病」が流行《はや》ったとき、哲学者のカントが「この人たちが本当に求めているのは、スイスに帰ることじゃなくて、自分の青春時代に帰ることだ。ただ故郷に帰らせるだけでは、この郷愁病は治らない」というようなことを言ったらしいんですよ。

五木 それはすごく面白い見方だね。

香山 そう言われてみると、いまの『ALWAYS 三丁目の夕日』みたいに昭和三十年代がブームになっているのも、「あの時代はよかった」ってみんなが懐かしんでるようなところがある。あれも鬱の一つの変形としての、ノスタルジーという病なのかな、って。

実際には、あの人たちが昭和三十年代の暮らしにいきなり戻されたって、自分が若くならないかぎり、いい年をして家に水洗じゃないトイレがあっても困るだけでしょう。

五木 あの映画を観た人の反応を聞くと、終戦後や昭和三十年代を現実に生きてきた人たちは、あの頃のテレビはこうじゃなかったよとか、いろいろ言う。時代考証として、道具やなんかのひとつひとつに、違和感があるんだ。
でもいまの若い人たちから見ると、あれがシンボルとしての昭和三十年代に見える。懐かしさやノスタルジーを刺激するんですね。

香山 その希望というのは、さきほど五木さんがおっしゃった、まだ日本が「躁の時代」だった頃へのノスタルジーだったり、それを再び、というようなことなんでしょうか。

五木 きっとそうだと思います。もう一度、高度成長へ向けて進んでいけるのではという。
いまでも覚えてますけれど、東京オリンピックの年に新幹線ができるでしょ。東京と大阪の間は、僕の学生時代は十二時間かかっていた。それをわずか四、五時間で結ぶというのだから、あれはすごいニュースだったんですよ。僕はその頃レコード会社にいたんだけど、プロデューサーがやってきて、新幹線の開通を記念したテーマ曲を出せば必ず大ヒットするからといって、『弾丸列車』という歌をリリースした。『喜びも悲しみも幾歳月《いくとしつき》』で有名な若山彰《わかやまあきら》というバリトン歌手が朗々と歌ってました。国民の心が沸き上がってたんです。高速道路はできる、そして新幹線は走る。当時は「夢の新幹線」といわれていたんです。だから当然、歌も流れたわけです。でも売れなかったな（笑）。

性のタブーが破られた果てに

五木 アメリカの大衆小説は、社会の現実をすごくよく反映している部分があるでしょう。たとえば女子大生の四分の三が、いろんなかたちでのレイプを体験していると書いてある本があった。合意なきセックスという感じで、拒《こば》んで引っかいたりはしなかったけれど、本当はそのつもりじゃなくて、単にデートしたつもりだったのに、結果的にそういうかたちに押し切られてしまった、というケースが非常に多いという。そういう性の問題というのは、精神の問題の上では欠かすことのできない要素でしょう。

香山　精神分析は、フロイトの時代から性の問題と切り離せないんですが、診《しん》療《りょう》の現場では、性の問題まで切り込むのはなかなか難しい部分もあるんです。いまは脳の働きの問題だと考えようという傾向が強くて、脳の中になにが起きてるのかということに焦点を絞ってやっているんですね。だから医者も、あえて性についての話はしない。

でも最近、私は勤務先の病院の女性専用外来というところで診《み》ているんですが、やはり性的なことで悩んでいる女性がとても多いので、結婚してる方に対しては、「ご主人とはどうですか」と聞くようにしてるんです。

五木 アメリカの場合、とても具体的です。診察《しんさつ》を受ける人に対して、回数から体位とか、そのなかのオルガスムスの快感とか、そういうことを、僕らから見ると身も蓋《ふた》もないくらい、ズバズバと聞く。で、答えるほうも淡々と答えている。

香山 私は本当に聞きづらいです。そういう話をしなきゃいけないときは、「ご主人との夫婦生活は」とかっていきなり時代がかった言葉に（笑）。

五木 昔、そういうエロ雑誌がありました（笑）。「夫婦生活」って名前で、ドクトル・チエコさんなどがいろいろ書いていた。

香山 最近は「セックスレス」という言葉がかなりポピュラーになったので、ようやく、「ご主人とはセックスレスではないですよね」と婉曲的《えんきょくてき》に聞けるようになった。さすがに「ご主人とのセックスはどうですか」とは、ちょっと言いづらい部分があるので。

五木　「セックスレスではないですか」って聞くわけね（笑）。

香山　そういう回りくどい言い方をしますね。実際、セックスレスだっていう人はすごく多いんです。「それなんです」っておっしゃる方とか、本当に、それで出会い系サイトとかで若い男性とそういうことを行ってる人とか。私も決してうぶじゃないですが、こちらが思うよりずっと進んでる状況に、ちょっとビックリすることはありますよ。

五木　性的な問題は、いまは本当に大変なことになっている気がするんですよ。

このあいだ北海道のある辺地の町に行ったんです。荒涼として霧が出ていて、活気がなくて、もうどうしようもない。ところが、地元の人は「この町はいいですよ。女子中学生がウヨウヨいて、いくらでも安くセックスできる。北海道の男で好き者は車飛ばして、土曜日からここに来るんですよ」って言う。売春のすごいマーケットで、まるで魚市場のように賑《にぎ》わっている、と。

香山　魚市場っていうのはすごい表現ですね。

五木　それにはビックリした。「中学生ならいくらでもいるから」って。こういう産業がまた一つ辺地にできている。北海道の町は原田康子《はらだやすこ》さんの小説みたいにロマンチックだったのにね。

香山　私も原田康子さんの小説が大好きで、とくに『満月』って小説は忘れられません。これも映画化されたんですが、ちょっとSF的な話で、江戸時代からやってきたお侍さんと、現代の札幌《さっぽろ》で生物の先生をしている女の人が恋をする。でも、性的な関係になると魔法が解けてしまって、もとの時代に戻らなきゃいけない。恋し合うんだけどそれはできない、そういう話なんです。もう二十年ぐらい前の本なんですけど、その小説の帯には「タブーは美しい恋の衣裳《いしょう》」と書いてあったことが忘れられない。でも、きっといまの若い子がそれを読んだら、「バカじゃない？　この人たち。なにタラタラしてるんだろう」っていう感じだと思うんです。いまはケータイ小説でも、会ったときにはもう妊《にん》娠《しん》してましたみたいな、そういう話ばかりじゃないですか。

五木 今度（二〇〇八年一月）の直木賞をとられた桜庭一樹《さくらばかずき》さんの小説は、いわゆるインセスト（近親相姦《そうかん》）という問題を扱っています。いっぷう変わった文体で、なかなかユニークな作品でした。作中で、九歳で家族を失った女の子を、親戚《しんせき》だという若い青年が引き取るわけです。九歳のときから、二人のあいだで性的ないろんな接触が始まる。そういう小説です。

直木賞は一つの文学賞でもあるけれど、社会的制度でもある。人間はつねに物語に寄り添って生きていくものだから、小説に描かれたストーリーをモデルとして、「ああ、これでいいんだ」「これが、いまなんだ」って考えてしまうことがある。その作家に熱烈なファンがいるのはいいけれど、直木賞は小説に描かれていることを常識として社会に認めさせる働きを持っている。賞を与えることが、インセストにお墨付きを出してしまうように見える危険性があるかもしれない、という意見もあった。

香山 そんな経緯が。

五木 そう。ジャーナリストにはうまく伝わらなかったけれど、実際にそれはあるんですよ。箱の中にしまってあったものの蓋を開けてしまうことが。でも、そうしたら他の委員の連中から、「少女マンガの世界じゃあ、もう当たり前だよ」という発言があってね。「近親相姦なんていうのは常識ですよ」と言う人がいっぱいいて、もう常識なのって、僕は驚いたんですが。そういうタブーの侵犯は、精神医療の現場でも増えているように感じられますか。

香山 さすがにそこまでは話を聞けていないですね。ただ、いわゆる性的虐待というかたちは多いですよ。本人が望んでるんじゃなくて、たとえば義理の父親からいたずらをされるとか、そういうケースは多くありますね。

五木　クリスチャンはともかく、普通の日本人の場合、母子相姦とか近親相姦というのは、後年になって傷になりますか。とくに子どものときのものは、傷というかなにか後遺症《こういしょう》が起きると思うんですが。

香山　やっぱりそれは起きるんじゃないでしょうか。知り合いの精神科医から聞いた話で、私自身が治療を経験したわけじゃないですけど、母親が受験期の息子に、変な女の子に手を出すよりは、っていうのは本当にあるそうです。

五木　受験生と母親という話はよく聞きますよね。

香山　でも、それはやっぱり、かりに意識的な傷にはならなくても、必ず無意識のレベルでは傷になっていると思いますよ。

五木　そういうふうにして学校に合格した男の子は、あとになって、結婚生活がゆがむでしょう。

香山　本人には罪の意識がまったくなくても、結婚してからの妻との関係とか、そういうところにやっぱりものすごく問題が出てくるでしょうね。たとえば支配しようとしたりとか、急に暴力を振るったりとか。

五木 たとえば家で息子が暴れるというとき、それをなだめるために、母親とか女性の家族が性的な交渉をしてしまうケースもあると聞きます。

時代が鬱だから明るさを求める

五木 犯罪小説で殺人とかいろんな事件が起こると、だいたい、舞台は北なんですよ。とくに北海道がもうすごく多い。

香山 そうかあ。私も一応、北海道の人間ですからね（笑）。でも、九州でも大牟田《おおむた》とか、ずいぶん殺人事件とかが起きていますよね。

五木 いや、忘れていた（笑）。筑豊とかはすごいですね。でも、なんか陽気なんだよね。日中、中洲《なかす》の繁華街でピストルをバンバンって撃ったりするんだから。

香山 陽気って……(笑)。でもたしかに、なにか問題を持っている人は、北に逃げる、というイメージはありますね。

五木 鬱というと、イメージ的に北という感じがします。九州は躁ですね。いま九州弁がわりと流行っているでしょう。「どんだけー」とか、いろいろ流行っていますね。

香山 あれは九州弁なんですか。

五木 「どんだけー」っていうのは福岡の言葉です。それから、『佐賀のがばいばあちゃん』の「がばい」というのは、very という意味ですから、本当は、「がばいすごかばあちゃん」といわなきゃいけないんですが(笑)。

ああいう流行のなかには、一つの解毒《げどく》作用がある。『がばいばあちゃん』という本は、最初は自費出版だったと聞きました。それがあそこまでベストセラーになったのは、やはりいまの時代が鬱の時代だから、明るさを求めているのかもしれない。僕は、東北弁が流行る時代と九州弁が流行る時代があると思うんです。

ばあちゃんが孫に「ばあちゃん、腹が減った」って言われて、「それは気のせいたい」って言うのがいいよね。唯識《ゆいしき》の思想だ（笑）。同じことを東北弁で言ったら、すごくつらい感じになりますよ。でも、「気のせいたい」って言えば、「あ、そう?」って感じになる。いまの時代、つい深刻になっちゃう人が多いでしょう。九州の人間は無責任なんです。

香山　五木さんもですか。

五木　そうですよ、当然（笑）。通信簿を見て1ばっかりでも、「ああ、1が五つ、全部足せば5たい」と気にしない。僕が聞いたいちばんおかしかった話は、ある店に入ったら四十歳のホステスが来たので、「こん店、年寄りばっかりじゃやね」と言ったら、「二十歳の女の子が二人来たと思えばよかたい」って（笑）。そういう無責任さに対する解毒剤のような役割を果たしてるのが、「どんだけー」とか「がばい」なんですね。

香山　宮崎の東国原《ひがしこくばる》知事なんかもそうですね。

五木　そうそう。「どげんかせんといかん」っていうのも、なんとかして対策を講じなければって、真面目《まじめ》に考えているわけじゃない。「どうにかせにゃいかん」って言っていればなんとかなると思ってるんですよ。

人にはなぜ「あの世」が必要なのか

五木　上野千鶴子《うえのちづこ》さんの『おひとりさまの老後』という本がずっと持続して話

題になっていますね。僕は老後じゃなくて、「おひとりさまの死後」のほうはどうなるのか、ということを考えてきた。宗教というのは案外、こういう、いちばん入口のところでつまずくんですよね。

死んだらどうなるかといえば、浄土教《じょうどきょう》では人は死んだあと浄土へ行くといい、キリスト教では天国に行くという。ある講演で、じゃあそのときに、いまの姿《すがた》形《かたち》のままで行くのでしょうか、という素朴《そぼく》な質問が出たことがあるんですよ。私の母は若くして亡くなったんだけど、私はいま現在七十過ぎでしょう。浄土に行ったら、自分の娘のような年頃の母がいることになる。それで、「おまえ、年取ったね」って言われてしまうわけです（笑）。

香山 それはイヤ（笑）。

五木 極端な話でいうと、黒人は黒い肌のまま天国へ行くのか、体が不自由だったり、体に欠陥のある人はそのままですか、っていう質問があったんです。

そんなときに、どう言えばいいか。私はなんとも言えなかったけれど、天国や浄土には、体ではなくて、魂《たましい》が行くのだと考えればいいんじゃないか。そうすれば、自分より年若い、娘のような母親と再会しなくても済むでしょう。

死後の世界についてのもう一つの疑問は、人は年老いてから死ぬことが多いから、天国というのは高齢者だらけで、老人ホームみたいなところじゃないか、っていう説がある。また死んだら成長は止まるのか、もし止まらずに死後も時間が続くなら、何千歳という人がたくさんいる。老人の過密状態の天国なんて嫌だなあ、って（笑）。

香山　キリスト教の教義的には、最後の審判が下ったあとに、すべての死者が蘇《よみがえ》る。体の蘇りということをいってるわけです。蘇るときは、たぶん死んだときのままですよね。だから、キリスト教の人は火葬にしないで、土葬にするでしょう。

逆に、遺体をこれほど大事にするのは日本だけ、という話もありますよね。外国で客死したとき、ご遺体を故郷まで運びたいというのは、圧倒的に日本人なんですって。ほかの国だと、その場で火葬するなりして、コンパクトにして持って帰るとか、なかには持って帰らなくてもいい、っていう人もいるくらいです。でも、とにかく日本人は、遺骨だけはなんとしてでも持って帰ろうとしますね。

五木　戦後六十年も経《た》って、まだ南方のインパール作戦の戦場とか、あちこちで日本兵の遺骨収集や、慰霊の旅に出かける人があとを絶たないですからね。骨の小さなかけらでも見つけようということなんですが、日本人はそれを本当に大切にしますね。

香山　それこそ、そこに魂があると思っているんでしょうね。遺骨さえあれば、「こんなところにいたの」っていうふうに、お骨と魂がくっついているというか。それはとくに仏教的な考えではなく、世俗的な考えなんですか。

五木　親鸞《しんらん》は自分が死んだあとは川に流せ、魚の餌《えさ》にしろって言ったけど、残った人がそうしなかった。仏陀《ぶつだ》が亡くなったあとは火葬にしたけれど、遺灰《いはい》をどうするかで弟子たちのあいだで大きな争いになって、結局、いくつかに分割してストゥーパを建てた。それが仏舎利塔《ぶっしゃりとう》ですね。あの中には、仏陀の遺骨が入っていると信じられている。だから仏教のなかにも、そういうものに対する崇拝《すうはい》はあるんでしょうね。

香山　スピリチュアルカウンセラーの江原啓之《えはらひろゆき》さんのテレビ番組を観てたら、赤ちゃんのときに亡くなった子どものメッセージを届けるといって、江原さんが「お母さん、この子はこう言ってます」ってしゃべっていて、途中で自分でも気づいたのか、「赤ちゃんがしゃべるなんておかしいと思うでしょう。でもね、性格や人格は生まれたときに決まっていて、それは霊界に行ってからも成長して、こうやってしゃべれるようになるんですよ」っていう、説明をしていましたね(笑)。

五木 小学校ぐらいで子どもが亡くなったりすると、校長先生が児童を集めて、「何々君は天国へ行きました。天国にいる何々君に黙禱《もくとう》しましょう」などと、安易に「天国」なんていう言葉を使うでしょう。でもそれは、キリスト教でいう天国なのかどうか。学校の先生が、そういうことをいい加減に言ってはいけないんじゃないのかな。

香山 そのへんはとても面白いですよね。それこそ、その子がもし生きてれば六年生ぐらいの年齢だとすると、「何々さんにも一緒に卒業証書を渡しましょう」なんていうこともある。ということは、人は亡くなってからも成長するっていう前提でやってるわけですよね。そのへんは曖昧《あいまい》に、なんとなくそういうものとしてやってますよね。

五木 スコットランドで聞いた話なんだけど、熱狂的にゴルフが好きな男がいて、死ぬのは怖くないけど、天国でゴルフがやれるかどうかが心配だという。それで教会に行って、神父さんに「天国にもゴルフ場がありますか」って聞くと、その神父さんが、「ちょっと神様に伺《うかが》ってみるから」と言って隣の部屋に行った。しばらくして出てきたので男が訊《たず》ねると、「大丈夫です。来月の三日にあなたの予約が入っています」っていう笑い話がある（笑）。

香山 あの世を信じるのは、死んでいく人の自分の安心のためですか。それとも遺《のこ》された側が、死別に耐えられないからあの世を必要とするということでしょうか。

五木 死に対する恐怖を克服できて、死んだら阿弥陀如来《あみだにょらい》の懐《ふところ》に抱《いだ》かれて、浄土に行けるんだという、その喜びを死を目前に控えても持続できれば、それが浄土というものかなと思います。「阿弥陀様が迎えに来てくださって、幸せな浄土へ行けるんだ」って自己催眠をかけられる人は、ジタバタしなくてそれなりに幸せだろうと思うんですよ。でも、死んだら虚無だけ、というのは怖いよねえ。死んだらどうなるか、というのは大問題ですよ。

香山 仏教系のホスピスって、まだ少ないですよね。私の知るかぎりでは、長岡の病院に友達が勤めてるんですけど、そこにビハーラって名前のホスピスがある。そこが日本で唯一《ゆいいつ》の、きちんとした仏教系のホスピスなんだそうです。

五木 でも正直なところ、死んだらどうなるかって言われても、誰も証明できない。「不合理ゆえにわれ信ず」というとおり、信じるというのはそういうことですね。

香山 私は即身仏《そくしんぶつ》にすごい興味があって、何回か見に行ったことがあるんです。お寺に仏様としてミイラが祀《まつ》られてますが、あれは浄土を目指してというよりも、飢饉《ききん》などに苦しむ人々の救済のために、生き埋めになって死んでいったわけですよね。

五木　救済とはいうけど、実際に即身仏を見ると、ものすごい形相《ぎょうそう》をしているよ。とても恍惚《こうこつ》の表情のなかで死んだとは思えない。助けてくれーって、口を大きく開けて叫んでるように見える。

香山　しかも即身仏というのは、掘り出されてはじめて願いがかなう。新潟大学が調査したところ、まだ発掘されてない、可哀想《かわいそう》なのが何体かあるらしいですね。

五木　自己犠牲によって修行するというのでは、補陀落渡海《ふだらくとかい》もありますね。補陀落というのは、南海にあると伝えられている観音菩薩《かんのんぼさつ》が住む山で、昔はそこを目指して小舟で海を渡る人がいたんです。補陀落渡海の場合は、ものすごい大勢の信徒の念仏《ねんぶつ》の声に送られて船出する。ところが、海流がうまくいかないときがあって、紀伊《きい》の白浜《しらはま》とか、あのへんに流れ着くと大変なんです。なにしろ、おめおめ生きて帰れない。

香山 いろんな人の念仏で一種の熱狂状態に陥った感じで行ってしまう、という話を聞いたことがあります。

五木 那智勝浦《なちかつうら》に補陀落山寺《ふだらくさんじ》というお寺があって、その裏山に、補陀落渡海で成仏《じょうぶつ》した人のお墓があるんです。ところが、補陀落渡海をした人の数と、お墓の数とが食い違う。お墓のほうが少ないんですね。

香山 生還した人がいるのかもしれない。でも、そういう人は補陀落を見て帰ってきた英雄にはなれないんでしょうね。

鬱の悲しみは仏さんの悲しみ

五木 いま、日本はすごいスピリチュアル・ブームですね。守護霊とか背後霊とか先祖霊とか、いわゆるスピリチュアルなものが世相のなかで大きな力を持っている。精神科医は宗教とかスピリチュアルといったものを、どのように捉えていますか。

香山　いま日本には、「宇宙の法則」のような、超越的なものを求める人がたくさんいます。これまで精神医学は、人間の精神を、科学的で合理的な枠組みの中で捉えようと、必死にやってきたわけです。でも、人間存在のあり方を考えると、どうしてもそれだけでは説明しきれないものや違う次元を、人が求めたくなったり、必要とすることを認めざるをえない。

日本の場合、近代化のなかでそれを必死になって否定しながら、他方では、どうしてもそれを必要としてきた。だから、伝統的なご先祖様などという考えと並んで、いきなり宇宙の法則がどうしたといった、新手《あらて》の霊的な世界、つまりスピリチュアルなものが出てきたりする。家族が亡くなった方が出てきて、霊能者といわれる人がその人の天国からのメッセージを伝えるという番組があって、毎回視聴率が高いんですけども、それを観ていても、結局は生き残った人たちのためのグリーフワークになっている。「亡くなったお子さんも、あちらの世界で喜んでおられますよ」などと言って、いま生きてる人たちの、自分が救われたい、ということがベースになっているんです。

五木 ようするにイタコだね。恐山《おそれざん》のイタコさんと同じ。

香山 だから、西洋の神とは違うんですね。自分が運転した車でバックして子どもを轢《ひ》いて死なせてしまったお母さんが出てきたんですが、霊能者の人が「お子さんはちっとも恨んでませんよ」とか言うと、お母さんはもうそれで、本当に安心してしまう。

五木 本来、精神科医とか心療内科の医師が果たすべき役割までを、いまはスピリチュアル系の人が背負っている、ということですか。

香山　そうだと思います。科学の世界で考えている以上、人は死んだらどうなるか、死に別れた人と再会できるのか、輪廻《りんね》はあるのかといったことには、精神科医はまったくアンタッチャブルで、わかりませんって言うしかない。でも、人はそこの部分の不安が誰でもすごく強いわけですよね。

五木　僕はあんまりいいとは思わないけど、『千の風になって』という歌のCDが二百万枚も売れたっていうのは、歌い手のルックスがいいとかいうだけの問題じゃなくて、あの風にも、こっちの木にも魂がいますよ、っていう、一つのグリーフソングになってるからだと思うんですが。

香山　でもあれは仏教的にはどうなんですか。「ここにはいません」って、つまり霊魂はお墓にはいない、って言っているわけですから。

五木　墓石業者にとっては大打撃でしょう（笑）。

香山　寺で葬式をしてるのに、遺族が香典返しの代わりに何百冊も『千の風になって』の詩集を買って配っていて困るって、あるお坊さんが言ってましたよ（笑）。

五木　それはそうでしょうね。宗派によって違いますけど、浄土真宗《じょうどしんしゅう》では、人は死んだら浄土へ行く、天国と同じように浄土へ行くっていう考え方ですから。

ただ、ブータンのような国では、四十九日を過ぎると死者はすべて再生し、輪廻するという考え方だから、このへんに飛んでくる蚊《か》をパチンと叩《たた》くと、それはこのあいだ亡くなったばかりのおじさんかもしれない。草とか木とか、あらゆるものに回帰するんです。だからブータンでは、動物に対して殺生《せっしょう》を徹底的にしない。一本の雑草にしても、楽しみでは奪わない。食べるために感謝して命をもらうという社会です。

香山　人は輪廻すると人になるだけじゃなくて、違うものになりうるんですね。

五木　人に生まれるだけでも稀有《けう》な幸運で、牛になったり蛙になったり、いろいろになるわけですから。

香山 動物に生まれ変わるというのは、畜生道《ちくしょうどう》みたいなことで、格が下がるという意味はあるんでしょうか。

五木 普通の仏教では生命あるものが住む世界は天、人間、修羅《しゅら》、畜生、餓鬼《がき》、地獄、に分かれてるんですが、ブータンでは自然と平等に考えてるみたいですね。とりあえず生まれ変わってこの世に回帰する。だからブータンではお葬式はしないんですよ。必ず生まれ変わって戻ってくるんだから、お墓もつくらない。

香山 仏教といっても全然違うんですね。

五木 「百寺巡礼」で、東北から九州まで、全国のお寺を回ったんです。いろんな仏像、秘仏なんていわれるものまで特別に見せてもらって拝むんだけど、仏像の表情が、地域によって感じが違うんです。おおむね近畿《きんき》、大和《やまと》の仏像というのは、威厳と慈愛に満ちている。飛鳥寺《あすかでら》の仏像なんて荘重《そうちょう》で立派で、ギリシャ彫刻のような端整な顔をしてる。

ところが東北に行くと、ちょっと怖い感じの仏さんが多い。金堂《こんどう》に座ってじっと向かい合っていると、こちらがゾクゾクッとしてくるような仏さんがいますよ。九州のほうに行ってみると、今度はユーモラスな、ラップを踊ってるような仏像がある。地域や歴史によって、仏像の表情にいろいろな影響があるのだなと思ったんです。

十一面観音や菩薩像のなかには、ときおりものすごく憂鬱そうな、悲しそうな表情をしてる仏さんがある。いまにも泣き出しそうな、なんともいえない切ない顔の仏像があったので、ご住職に訊ねたんです。僕の素人《しろうと》考えでは、仏はすべての衆生《しゅじょう》を漏れなく救うという誓いを立て、幾億年の修行をして悟りを開き、いまは仏として涅槃《ねはん》にいらっしゃる。だったら、慈愛に満ちた穏やかな表情をしてしかるべきでしょう。それなのにこちらの仏さんは、なぜ憂鬱そうな、悲しそうな顔をしているのでしょうか、と。

そのお坊さんはしばらく考えて、こう答えました。「五木さん、こういう言葉ご存じかな。衆生病むがゆえに我病む」。仏教の教えは智慧《ちえ》と慈悲の教えだといわれるけれど、知慧はいいとして、慈悲というのは「慈」アンド「悲」なんですね。それぞれは「マイトリー」と「カルナー」という古いインドの言葉からきている。マイトリーとカルナー、つまり慈と悲は、対照的なまったく違うものなんです。中国人は造語の天才ですから、その二つをくっつけて慈悲といったわけです。

香山　なるほどー。

五木　近畿の仏さんは慈、つまりマイトリーという、英語でいうフレンドシップとかヒューマニズムという言葉に訳されるような感情を表現している。でもその仏さんが地上を見下ろしたときに、自分はすべての衆生を漏れなく救うという誓いを立てて仏になったにもかかわらず、なぜこんなに救われない人の酷《ひど》い叫び声が聞こえてくるんだろう、と思わず胸を突かれ、呻《うめ》き声をあげたときの表情が悲、つまりカルナーだという。おそらくこの仏さんは、そういう悲の表情をなさってるんじゃないでしょうか、とお坊さんはおっしゃった。

いま鬱を感じている人たち、新聞を開いたりテレビを観たりして、「あーあ」と思わず溜息《ためいき》をついて、気持ちがちょっと沈む人たちは、悲の顔をした仏さんの心の持ち主だと思うんです。少なくとも鬱という気持ちのなかには、悲しいという気持ちが潜んでいる。

香山　五木さんのお考えでは、そういうときの鬱はいわゆる心因性のもので、脳に由来するようなうつ病とは異なる、ということですね。

五木　異なると思います。いまはたしかに鬱的な気分が広がっているけれど、それとうつ病とは区別しなきゃいけない。それらをすべてうつ病のほうに放《ほう》り込んでしまうのも間違いだし、逆にすべてを社会的、歴史的状況のなかに繰り込んでしまうのも間違いです。むしろまったく違う言葉で呼べないものでしょうか。

「人生は苦である」という出発点

五木　宮沢賢治《みやざわけんじ》はもともと浄土真宗の家の出なんです、お父さんも熱心な真宗の信者だった。それが法華経《ほけきよう》に変わった。だから宮沢賢治は棄教者《ききようしや》であり、かつ改宗者なんです。ものすごく大きな問題なんですが、教育委員会は賢治が法華経の熱心な信徒であったことさえあまり話題にしない。教科書に載るような人には、宗教色があっちゃいけないんでしょう。

ドストエフスキーの文学も、ロシア正教抜きではありえない宗教文学です。でも誰もドストエフスキーを宗教文学だとは受け取っていない。明治以来、近代文学の人も、あらゆる人が、ドストエフスキーから神の問題を脱色して論じてきたわけです。

明治以来の西欧理解はひどく偏《かたよ》っていますね。アメリカがいかに「神の国」で、合衆国憲法とか独立宣言に、どれぐらい神という言葉が出てくるか。司法・行政・立法の全部にわたって神が関係していて、経済も含め、あらゆるところへ神の影が落ちてる国なのに、アメリカというのは物質文明の国だという受け取り方をしてきた。でも、ゴスペルソングを、賛美歌だということを関係なしに歌うことがありうるでしょうか。

香山　ゴスペルも日本ではたんなる流行音楽の一ジャンルぐらいにしか理解されていないですよね。

五木　日本人は明治以来、神の問題をマイナスして和魂洋才《わこんようさい》で来たけれど、本当は洋才と洋魂は切れない。明治時代に日本でいろいろ人を教えて帰っていった先生が、「私は日本に来てとてもよかった。ただ一つだけ寂しいと思うのは、日本人が地上に生えてる花の美しさだけを愛《め》でて、地面の下にある根については一切触れない、関心もない、ということだった」と言っている。

「ボーイズ・ビー・アンビシャス」で知られる札幌農学校のクラーク先生は熱烈なクリスチャンで、日本の青年を全部クリスチャンにするつもりで日本に来た。だから「ボーイズ・ビー・アンビシャス」には、最後に「フォー・ゴッド」という言葉が隠れていると思う、きっと。神の御業《みわざ》を地上に実現することにおいて人々よ、大きな志《こころざし》を抱け、と言っている。立身出世の言葉だといわれているけれど、最後に隠された言葉が大事なんです。

香山　いまの人は、超越的な世界とか次元をすごく必要としているのに、既成宗教に対しては、ものすごくアレルギーがあるのはなぜでしょう。自分だけが救われるんじゃなくて、他者にも手を差し伸べたり、隣人にも分け与えたりしなきゃいけないから、それが嫌なのかもしれないですが。

五木 僕の知人で、お母さんが末期のガンで、「痛い、痛い、痛い、痛い」ってもう大騒ぎするんで、命を縮めてもいいからって、モルヒネを出してもらった。五時間おきに投与するんだけど、三十分ぐらい過ぎると「あと何時間？」「あと何分？」って、お母さんが泣き叫ぶ。その娘さんはカトリックだったので、とうとう床に跪《ひざまず》き、「私の命を半分縮めていいから、母親の痛みを取ってください」と、一晩中、一生懸命に祈ったんだけど、その甲斐《かい》なくお母さんは「痛い、痛い」と呻きながら、翌朝死んだという。

他人の傷みを自分が半分引き受け、ともに苦しもうと思っているにもかかわらず、痛みはその人だけのもので、決して他人に移譲できない。引き受けられない己の無力さを察したときに、「ああ」という呻き声をあげ、大きな溜息をつく。それを悲の感情というんです。

香山　私もよく、「先生に私の苦しみはわからないでしょ」と言われるけれど、わかっちゃったら、たぶん治療もできないと思うんですよね。だから、よく家族のことは治療できないっていいますが、医者はまさにそうですよね。

五木　ヨーロッパでは十八世紀とか十七世紀に仏教に対する偏見があって、仏教は人生を苦として見る、厭世《えんせい》的な宗教だといって非常に忌避《きひ》されていたんです。

それが時代が変わって、十九世紀にニーチェとかショーペンハウアーとかの哲学が流行してくると、仏教の思想がアレルギーなく取り入れられるようになる。たしかに人生は苦である、っていうところを出発点とすると、アメリカ人には納得《なっとく》のできない思考ですよね。ところが、セルフヘルプの国だったアメリ力にも、最近は「他力《たりき》」などと言う人が出てきた。

香山 それはキリスト教の根幹ともつながっているかもしれません。福音書《ふくいんしょ》によって書き方は違うけれども、キリストが結局最後に十字架を背負わされてゴルゴタの丘に行く前夜、弟子《でし》たちから離れてゲッセマネの園で祈る、というところがあるんですよ。父なる神に、「父よ、私からこの苦難を取り除いてください。しかし、私の願いどおりではなく、あなたのお考えのままに」と祈る。キリストは人間なので、十字架にはかけられたくない。でもそれが神のご計画であるならば従いますという。人間としての葛藤《かっとう》と、最終的になにかの力に委《ゆだ》ねます、というのが、そこにすごくよく出ている。

五木 9・11以前と以後とでは、たしかにキリスト教に対する見方や解釈も変わってくるだろうと思います。その変化は、自分がどんなに誠実に真面目に生きていても、見知らぬ人の憎悪を受けて不幸になることがありうる、ということを知った驚きのなかから生まれてくる。それを僕はあえて「鬱の思想」と呼びたいんです。エコロジーも完全な「鬱の思想」です。基本的に資源は限られてると考えて、限られた資源をこんなに使っていいのかという反省から生まれるわけだから。

香山　退屈でもあり、威勢もよくないし、無味乾燥で、ただ我慢するっていうことを、どうやってしのいでいこうかっていうことですよね。

五木　これから先、しのいでいくことを一つの楽しみ、あるいは文化にしていかないとならない。登山を終えて下山にかかる準備をしなくてはならないんですから。

おわりに——鬱は力である

登山の醍醐味は下山の過程にこそある。
政治も経済も芸術も思想も、
「鬱」のなかでこそ、豊かに成熟してゆく。
世界中が「鬱の時代」を迎えたいま、「鬱」を力とすることで、
私たちの行く手に小さな光が見えてくるはずだ。

——五木

文明は鬱のなかで成熟する

五木　これから先の何十年かのあいだ、あらゆる世界の文明が緩やかな下山に向けて動いていくなかでは、躁《そう》か鬱《うつ》かといえば、どうしても鬱のほうが時代の主潮《しゅちょう》になっていくでしょうね。

香山　環境問題ではCO_2削減《さくげん》という方向に向かってますけど、その下り坂にあわせて、いろんな意味で、ダウンサイジングをいかにできるかということですよね。

五木　そう、鬱というのはダウンサイジングですね。よき鬱の方向を求めていくという。もちろん躁状態にもいいところがあって、世の中には大胆不敵であるとか、冒険心がないとできないこともいっぱいあります、ベンチャー企業なんていうのは、まさに躁の経済学です。だけど僕は、鬱には鬱で、同じように利点がたくさんあると思うんです。そういう鬱の利点や美点を一生懸命探していく時代になるんでしょう。

香山　ただ、実際に鬱になってしまうと、自分のことで精一杯で、他人を思いやる余裕がなくなってしまうんです。自分が鬱のとき、どうしたら自分もつらいけど人も大変だという気持ちになれるか。思いやりとか他者理解は、とても大事なことだと思うんですが。

五木　過去のいろいろな哲学者や思想家を見ていると、だいたい鬱のなかで考えています。鬱というのは、これまで外に向いていた目が、自分の精神、魂《たましい》、内面に向けられる。文明の成熟という意味では、鬱は決して悪いことじゃない。たとえば人口が減ることだって、少しも憂《うれ》える必要はない。人口が減ると国はどうなるか。僕はスウェーデンなんか行くと、本当にハッピーな感じがするんです。人口が減ることを前提に、未来像を選ぶわけです。どんなふうにダメージを少なくしながら、前年比で売上を減らしていくか。

香山　そうすると、北海道のようなところも可能性がある気がしてきますね。

五木　車の喩《たと》えで言うと、初心者が最初に関心を持つのはパワーなんですよ。トルクとかエンジンの馬力とか。その次にハンドリングに関心が移って、最後に大事になるのはブレーキングなんです。たとえばＢＭＷの車は、制動をかけてスーッと減速していく、あの背中から引っ張られるようななんともいえない気持ちのよさが、アクセルを踏んだときよりも魅力ですね。日本の戦後は、いわばアクセルを踏む快感だけでやってきた。パワーを誇示して、アクセルを全開にして走り続けてきた。これからは、成熟した文化だけが持ちうる、制動のよさみたいなものを目指すべきです。そういうことを大切にしていく経済学や政治学の理論を考えていかなければならない。

香山　発想を一八〇度転換しないと。

五木　登山でもそうです。登るときは頂上を見ることだけにとらわれて、周りのことなどよく見ていない。むしろ下り坂が登山の醍醐味《だいごみ》なんです。下界も見えるし、ああ、こんな高山植物も咲いてるとか、ライチョウがいるとか、余裕を持って下りていける。登って下りて、はじめて登山は完結するわけで、そこまでが文化なんです。日本はこれまでずっと登ってきたんだから、これからはゆっくりとエレガントに下りていきましょう、と。加速も文化だけど、減速もカルチャーなんです。その減速の美を、しっかり身に付けておきたい。

香山　私はどうしても、いまの若い人は脆弱《ぜいじゃく》なのかなと思ってしまうんです。朝の八時ぐらいから夜中の十二時まで働くなんていう働き方は、いまの若い人には耐えられないでしょう。私はちょうど狭間《はざま》の世代で、上の世代の人たちをリアルタイムで見ていたから、昔の猛烈サラリーマンはそのくらい働いていたのにな、とも思うんですよ。自分たちもそのぐらい働かなきゃと思っていたし。でもよく考えてみたら、いまの時代、そんなに働かなくてもよいのかもしれない。週三回、パートで働くお医者さんの話をしましたけど、いまの若い人はもう、そういう働き方しかできないし、それでいいのかもしれないですね。

五木　株価や為替《かわせ》も、社会的心理に大いに影響がありますね。株価の低迷はどこまで続くのか。中国の経済も、北京オリンピックのあとは上海《シャンハイ》万博で、それまではもつだろうけど、その先はわからないなどといわれている。

株価がこんなに低迷すると、株に投資している、いないにかかわらず、一種の鬱状態が広がっていきます。一ドルが百円を切って、五十円にでもなったりしたらさらに大変でしょう。日本の円が高くなるのだから喜べばいいんだけれど、きっと鬱になります。日本の円の価値が上がれば上がるほど苦しいという、その矛盾《むじゅん》は不思議ですね。

鬱の経済学というものがあるとしたら、全体の売上が減ったにもかかわらず、質的にはよい利潤が保たれる、という経済学だろうと思うんです。利潤には水増しの利潤と、ほんとの純利潤とあって、質の高い利潤を求める方向へ動いていけばいい。それは必ずしも総売上を増やすことではない。

香山　利潤がきちんと保たれるのであれば、株主も納得しますね。

五木　僕はそう思います。労働関係においても、資本家対労働者ががっぷりぶつかって、ストライキをやるとかっていうのは、躁の雇用関係ですね。それに対して、いまの派遣というのは鬱の雇用関係ですよ。だからグッドウィル・グループだとか、このところキヤノンまで問題になっているけれど、派遣の実態というのはすごいことになっていると思う。

香山　日本は早ければ二〇一〇年、遅くとも二〇二五年にはGDPで中国に抜かれることは確実といわれていて、日本が世界の一流国じゃなくなる時代が、経済の面で言えば確実にやってくる。一流国じゃなくなったことに、はたして日本人が耐えられるかどうかが、すごく大きな問題だといわれています。私自身はそろそろ人生の半分に差し掛かって、あとは老いていくだけです、と言えるけど、いま小さな子どもがいたりすると、日本という国自体が老いを迎えるっていうことが、なかなか受け入れがたいかもしれません。

自分だけのために生きるのでなく

五木　日本はこれから、三千万も人口が減るといわれています。八千万人ぐらいになると、少し静かになる。そうなってくると気持ちも、しんとしてくる。僕は文明の下り坂を体験してる国々は、わりと嫌じゃないんです。ポルトガルみたいに、かつては七つの海を支配していたのに、いまはこんなに寂しいっていう、それはそれで悪くない。

人間と同じで、国にも青年期と壮年期と初老期と老年期が明らかにあります。老年というのは大変だけれども、ある意味での充実感はある。イギリスは老大国といっていいし、スウェーデンも老いた国だと思います。若者の国ばかりではなくて、老年を意識した国があってもいいでしょう。

香山　フィンランドが国際学力調査で世界一という結果が出ました。北欧諸国はサステナビリティ（持続可能性）を実現している社会だともいわれて、いまは猫も杓子《しゃくし》もに北欧に学べになっている。日本も、成長力や競争力じゃうまくいかないとわかったら、今度は学力やエコロジーで世界一だということで、ある種の国家的なプライドみたいなものを、別のかたちで保てるのかもしれませんね。

五木　でも、もう七十過ぎて世界一を目指して頑張ったってだめですね（笑）。

ポルトガルに行くと、過去の栄華《えいが》の残骸《ざんがい》ばかりなんですよ。だけど、それも悪くない。ちょっと立ち止まると子どもが走ってきて、靴磨きの台を置くんですよ。あるいは新聞を売りに来たり。かつての偉大な国があそこまで落ちぶれるかと思うほど、やっぱり貧しいんですよね。でも、歩道の敷石《しきいし》が全部タイルで、それがひび割れてくたくたになっているんだけど、よく見ると昔のきれいなモザイク模様があって素晴らしい。アカシアの並木があって、カフェでみすぼらしい格好してシェリー酒を飲んでるおじさんたちが、みんなグラスに手をかざしてしゃべってる。アカシアの花がシャワーのように散ってくるから、グラスに入るのを防ぐためにやっているんだけど、そういう風景も悪くない。

香山　いいですね。

五木　いまの日本には、戦後の六十年間、高度成長をしてきたことのシンボルのようなもので、ろくなものが残ってないんです。いま残っている東京駅とか、あれはみな戦前のもので、戦後ではないですからね。万博のときの太陽の塔は、「躁の時代」の典型的な遺物です。あれくらいじゃないですか。

香山　ポルトガルの人たちは、かつてのプライドとか自尊心みたいなものを目減りさせてはいないんですか。

五木　プライドもあると思いますが、いまはお金持ちの東洋人に頭を下げても仕方がないという、諦《あきら》めの気持ちもあるでしょう。

香山　でもそれは、彼ら自身は栄光の時代が記憶にないからかもしれないですね。ポルトガルが一流国だったのは何世紀も昔のことですけど、私たちだと、ジャパン・アズ・ナンバーワンだった頃の記憶がまだ生々しいのに、なぜこんなになってしまったのか、っていう割り切れない思いがある。そこから転落することを、どう受け入れていくかですよね。

五木　でも、僕らが小学生、中学生の頃は大東亜共栄圏を目指し、満州をはじめ中国やボルネオとかシンガポールまで、日本軍が占領していたんだからね。韓国は日本の植民地で、台湾もそうで、ずいぶん広かった。それを戦後の日本はすべて失ったわけだけど、それでコンプレックスを感じたり、惨めになったりはしなかった。僕は戦争が終わったときよりも大きなターニングポイントが、むしろ二〇〇〇年以後の数年にあったと思うんです。

香山　小泉政権のときですね。あの頃は国民がやっぱり一種の熱狂状態にあったので、その曲がり角に気づかなかったんですね。

五木　あの人自身は決して明るい人じゃないと思うんですが、小泉さんの時代がこの国で最後の躁状態だったような気がします。

香山　小泉さんの時代は、ホリエモンみたいに利己的なことが美徳とされた時代でした。でもそれは自己責任論とセットで、弱者切り捨てにもつながった。

　私は、これからの時代は利己的なだけじゃなく、「利他」が大事だと思うんです。他の人のためになにかする、自分だけじゃなくて他の人のために優しさを分け与える。それがまわりまわって自分の幸せにつながったり、誰かが自分のことを思ってくれたりする。なにも麗《うるわ》しき自己犠牲ということではなく、自分自身がもっと幸せになるためにも、もう少し利他的に振る舞えたら、ということを私は最近よく考えます。

五木 鬱のなかには、憂鬱の憂、つまり「憂える」という意味があるでしょう。憂えるという気持ちは、まさに他者へ向けての発想です。地球環境の悪化を憂えるとか、子どもたちの明日を憂えるというのは、これからとても大事なことだと思います。

世界中が「躁の時代」を通過して「鬱の時代」に入っていくなかで、そのような意味を含めて、あらためて「鬱は力なり」と思いたいですね。

あとがき――情と理の境界を超えて

クールな精神科医であると同時に、時代に対する好奇心にみちた発言者である香山リカさんの仕事に、私はずっと注目しつづけてきた。それは香山さんの言葉が、つねにある危険さをともなった綱渡りのような感覚を、読む側にあたえる気配があったからである。Critique という仕事には、必ず危険がともなう。というより、危うさをはらんだ発言だけが意味をもつと考えたほうがいいだろう。そのクライシスを背おった香山リカさんの言説には、つねに同時代人を魅《み》してやまないヒリヒリした鋭さがあった。

しかし香山さんは、予感を予感としては語ろうとしない。あくまで理性の限界を浮遊しつつ、それらの事柄を他者と共有できる言葉で語ろうとする。

それは至難《しなん》のわざである。かつて覚者《ブッダ》と呼ばれたゴータマという人物は、とことん理をもって同時代人に語ろうとした存在だった。彼の説くことは、終始、理づめで、いささかもスピリチュアルな影がない。しかし、生きて他人と接しているかぎり、人間には感情の起伏《きふく》がともなうものだ。そして彼の言葉が人びとに大きな影響をあたえたのは、その論理だけでなく、全人格的なゴータマ・ブッダの人間性によるものではあるまいか。

その点で香山さんと私の軸足《じくあし》のおきかたには、はっきりしたちがいがある。というのは、抽象化《ちゅうしょうか》できない一回性のものに対するこだわりが、私の発想の根にはあるからだ。それを、理と情の対立、というふうに単純にくくってしまうのは、まちがいのような気がする。

当代、人気随一のスピリチュアルカウンセラーが、かつて靖国問題について意外な発言をおこなったとき、その言葉の危うさに敏感に反応したのは、香山リカさんだけだったと思われる。おのれの発言の背後に、つねに危機を背おっている人なればこその反応だったのだろう。

私は鬱《うつ》という感覚を、ひとつのエネルギーとしてとらえてきた。ベルグソンのいうエラン・ヴィタールの抑圧された現象こそが、鬱々《うつうつ》たる気分だと考えている。そしていま、戦後六十年の躁《そう》の時代が終わって、本格的な鬱の時代がはじまったと感じる。そしてこの鬱の季節は、これから半世紀は続くにちがいないと思っている。

季節に関係なく、人の生きる道は一定だ。しかし、夏と冬では暮らしかたがちがう。鬱をいやがって、忌むべきものとして排除しようとするかぎり、私たちはつねに見えない影におびえつつ生きなければならない。

酸っぱい葡萄《ぶどう》や、渋い柿にもあじわうべき方法がある。悒《ユウ》といい、恨《ハン》といい、トスカといい、サウダーデといい、どの国、どの民族にも鬱を排除しないで内包する思想がある。香山さんとの率直な対話をとおして、なにか小さな明かりが見えてきたような気がするのは、私の錯覚だろうか。このささやかな小冊子が、現代人の鬱をみつめなおす一つのきっかけとなれば幸いである。

五木寛之

著者略歴

五木寛之（いつきひろゆき）

一九三二年福岡県生まれ。PR誌編集者、作詞家、ルポライターなどを経て、六六年「さらばモスクワ愚連隊」で小説現代新人賞、六七年「蒼ざめた馬を見よ」で直木賞、七六年『青春の門 筑豊編』ほかで吉川英治文学賞を受賞。代表作に『朱鷺の墓』『戒厳令の夜』『蓮如』「生きるヒント」シリーズ、『大河の一滴』『他力』『不安の力』『日本人のこころ』（全六巻）など。英文版『TARIKI』は二〇〇一年度「BOOK OF THE YEAR」（スピリチュアル部門）に選ばれた。〇二年に菊池寛賞、〇四年に仏教伝道文化賞を受賞。近著に『林住期』『私訳 歎異抄』『人間の関係』など。

香山リカ（かやまりか）

一九六〇年北海道生まれ。東京医科大学卒業。精神科医。立教大学現代心理学部映像身体学科教授。大学在学中より雑誌等に寄稿。九一年『リカちゃんコンプレックス』で単行本デビュー。豊富な臨床経験を活かし、現代人の心の問題のほか、政治・社会批評、サブカルチャー批評など幅広いジャンルで活躍する。『ぷちナショナリズム症候群』『いまどきの「常識」』『スピリチュアルにハマる人、ハマらない人』『なぜ日本人は劣化したか』『ポケットは80年代がいっぱい』など著書多数。

幻冬舎新書 088

鬱《うつ》の力

二〇〇八年六月十五日 第一刷発行

著者 五木寛之＋香山リカ

発行者 見城 徹

発行所 株式会社 幻冬舎

〒一五一-〇〇五一 東京都渋谷区千駄ヶ谷四-九-七

電話 〇三-五四一一-六二一一(編集)

〇三-五四一一-六二二二(営業)

振替 〇〇一二〇-八-七六七六四三

ブックデザイン 鈴木成一デザイン室

印刷・製本所 中央精版印刷株式会社

Printed in Japan ISBN978-4-344-98087-7 C0295

幻冬舎ホームページアドレス http://www.gentosha.co.jp/

＊この本に関するご意見・ご感想をメールでお寄せいただく場合は、comment@gentosha.co.jpまで。

幻冬舎新書

香山リカ
スピリチュアルにハマる人、ハマらない人

いま「魂」「守護霊」「前世」の話題が明るく普通に語られるのはなぜか？　死生観の混乱、内向き志向なども通底する、スピリチュアル・ブームの深層にひそむ日本人のメンタリティの変化を読む。

香山リカ
イヌネコにしか心を開けない人たち

いい大人がなぜ恥ずかしげもなく溺愛ぶりをさらしてしまうのか？　イヌ一匹ネコ五匹と暮らす著者が「人間よりペットを愛してしまう心理」を自己分析。ペットブームの語られざる一面に光をあてる。

小浜逸郎
死にたくないが、生きたくもない。

死ぬまであと二十年。僕ら団塊の世代を早く「老人」と認めてくれ――「生涯現役」「アンチエイジング」など「老い」をめぐる時代の空気への違和感を吐露しつつ問う、枯れるように死んでいくための哲学。

大野裕
不安症を治す
対人不安・パフォーマンス恐怖にもう苦しまない

内気、あがり性、神経質――「性格」ではなく「病気」だから治ります。うつ、アルコール依存症に次いで多い精神疾患といわれる「社会不安障害」を中心に、つらい不安・緊張への対処法を解説。

幻冬舎新書

荒井千暁
勝手に絶望する若者たち

「絶望に打ちひしがれた」と職場を去る若者たち。彼らは思い通りにいかない人生に、そして自分自身にイラつき自滅する。その建前の退職理由と著者にだけ語った本音を徹底分析した一冊。

川崎昌平
ネットカフェ難民
ドキュメント「最底辺生活」

金も職も技能もない25歳のニートが、ある日突然、実家の六畳間からネットカフェの一畳ちょいの空間に居を移した。やがて目に見えないところで次々に荒廃が始まる――これこそが、現代の貧困だ！　実録・社会の危機。

山崎元
会社は2年で辞めていい

つねに2年先の自分をイメージし、方向転換しながら、自分の適職を見つけ、揺るぎない「人材価値」を確立するためのキャリア戦略を徹底解説。会社の捨て方・選び方、転職時の要注意点も満載。

福澤徹三
自分に適した仕事がないと思ったら読む本
落ちこぼれの就職・転職術

拡大する賃金格差は、能力でも労働時間でもなく単に「入った企業の差」。この格差社会で「就職」をどうとらえ、どう活かすべきか？　マニュアル的発想に頼らない、親子で考える就職哲学。